＼みんなで知ろう!／

# 新型コロナワクチンと HPVワクチンの 大切な話

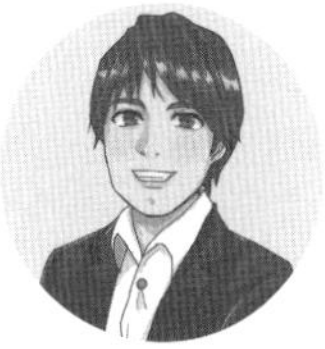

医師・公衆衛生学修士／
「こびナビ」「みんパピ！」副代表
木下喬弘
（手を洗う救急医Taka）
Takahiro Kinoshita

# はじめに

**「これは人類の勝利だ」**

2021年3月、渕上直樹《ふちがみなおき》さんは私たちが向けたカメラの前で、ハッキリとした口調でこう言いました。6歳の双子の女の子を残し、妻のルミ子さんを子宮頸《けい》がんで亡くしてから、わずか半年後のことでした。

「でもこの状態だと、**日本だけが負ける。**そうなったら、自分の娘たちに影響があるよね、という話なんです。じゃあ、動かないと」

子宮頸がんの原因である、**「ヒトパピローマウイルス（以下、HPV）」**。この感染を予防する**「HPVワクチン」**は、2006年に世界で初めて実用化されました。高い接種率を誇るオーストラリアでは、「2028年には子宮頸がんの罹患《りかん》率は〝撲滅《ぼくめつ》〟の水準にまで低下する」とされています。ルミ子さんが10代の頃にはまだ存在しなかったワクチンによって、これからの世代は同じ病気で苦しまないで済む。渕上さんにとってこの状況は、**「人類の勝利」**なのです。

一方で、日本では2013年にHPVワクチンは積極的な勧奨《かんしょう》から外れ、接種率が1％未満に低下しました。その結果、**「防げたはずの子宮頸がんに将来かかる女性の数は、1学年あたり4500人にも上《のぼ》る」**と考えられています。このままHPVワクチンをまったく接種しない状況が続くと、「日本だけが負ける」。この状況を放置することで、日本だけが子宮頸がんで苦しむ国になることはあってはならない――4章で詳しく綴りますが、渕上さんは、この想いを私たちのビデオに託してくれました。

ワクチンには、「普及すればするほど必要性を実感しにくくなる」というパラドックス（逆説、背理《はいり》）があります。どれだけ怖い感染症であっても、ワクチンの接種率が上がり、集団免疫効果によって撲滅が見えてくると、病気の恐ろしさは日常から姿を消してしまうからです。

1875年にフィジー諸島で起きた**麻疹《はしか》**の大流行は、わずか3か月で約4分の1の島民の命を奪いました。オーストラリアを公式訪問したフィジーの王と2人の王子が島に初めて持ち込んだこの病気により、フィジーの全人口15万人のうち約4万人が、たった1回の流行で亡くなったのです。

1921年、ニューヨークの弁護士フランクリン・ルーズベルトは、カナダのリゾート地で夏休みを過ごしていた時に、**ポリオ**にかかりました。のちにニューディール政策で世界恐慌を脱し、第二次世界大戦を勝利目前にまで導いた、アメリカで屈指の人気を誇る大統領は、39歳の時に罹患《りかん》したポリオの後遺症により下半身が麻痺し、その後の人生で車椅子生活を余儀なくされたのです。

1941年、オーストラリアの眼科医ノーマン・グレッグが、「妊娠中の女性が**風疹**《ふうしん》に感染すると、胎児に白内障、高度の難聴、そして先天性心疾患《せんてんせいしんしっかん》を引き起こす」ことを報告しました。事実、1964年〜1965年のアメリカにおける風疹の大流行では、1万1千人の母親が胎児を亡くし、2万人の赤ちゃんが先天性風疹症候群を持って生まれました。日本で、こうしたエピソードはどれだけの人に語り継がれているでしょうか。

1980年には、ポリオは日本から撲滅されました。麻疹や風疹についても、散発的な流行が続いてはいるものの、若い世代で実際に感染者を見たことがある人は稀《まれ》でしょう。**現代人は、ワクチンの恩恵により、こうした感染症の恐怖を忘れることを許されているの**です。一方で、科学的な根拠が乏しいままにワクチンを危険視する情報が広がることにより、ワクチンの安全性にはたびたび疑問が投げかけられてきました。

1973年、イギリスの小児神経科医ジョン・ウィルソンは、ロンドン王立医学協会にて「**百日咳**《ひゃくにちぜき》ワクチンを接種したことが原因と考えられる脳障害」に関する論文を発表しました。ウィルソン氏は、約半年後にイギリスのドキュメンタリー番組にも出演し、ほぼ同じ主張を繰り返します。この番組により引き起こされたワクチン不信のため、イギリスの百日咳ワクチンの接種率は、80％から31％にまで低下しました。この結果、１９７０年代後半にイギリスでは百日咳が大流行し、36人の幼児が死亡、17人が脳に障害を残す結果を引き起こしました。

　アメリカでは、１９８２年に『ワクチン・ルーレット』という番組が放送されたことをきっかけに、ワクチンに対する信頼が揺らぎました。この番組では、ジフテリア・百日咳・破傷風《はしょうふう》の三種混合（ＤＰＴ）ワクチンを接種したあとにけいれんが起こり、重度の精神遅《ち》滞《たい》を発症した何人もの子どもたちのエピソードが放送されました。

　この番組をきっかけに、アメリカでは年間２００件を超える訴訟《そしょう》が行われ、製薬会社は次々に補償を命じられました。これにより、１回あたり12セントだったＤＰＴワクチンの値段は、３年間で４ドル29セントとおよそ35倍も値上がりしました。これでも訴訟費用はまったく追いつかず、１９８５年には要求された賠償額が売り上げの30倍にまで膨らんだため、製薬会社は軒並みワクチン製造から撤退しました。１９８６年に、予《あらかじ》め定められた障害に対しては国が訴訟なしに補償を行う法律が制定されるまで、ＤＰＴワクチンの確保が極めて困難な事態となったのです。

ナイジェリアでは、２００３年に**「ポリオワクチンを接種すると不妊になる」**という噂が広まり、一部の州で公的な接種が中止されました。この件については、イラク戦争により西洋諸国と決定的な対立関係に陥ったイスラム教徒たちの西洋技術に対する不信感が背景にありました。この時のポリオの流行は世界20か国に飛び火し、１５００人以上が小児《しょうに》麻痺《まひ》にかかりました。

そして日本では、**２０１３年にＨＰＶワクチンを接種したあとに全身の痛みが出たり、歩けなくなったりした少女たちの報道が繰り返しなされました。**結果、厚生労働省は６月にＨＰＶワクチンの接種を積極的に勧奨することをやめ、**70％近くあった接種率は１％未満にまで急激に低下しました。**

こうしたワクチンの安全性に対する疑惑のほとんどは、その後の長い年月をかけた研究により、科学的に因果関係が否定されています。しかし、センセーショナルな報道をきっかけに、ワクチンの接種率が低下する出来事は、世界中で何度も繰り返されています。

こうした中で、２０２０年に新型コロナウイルスに対するワクチンが完成しました。同時に、ワクチンに対するあらゆる疑義言説が世界中を駆け巡りました。

新型コロナワクチンが世界中に普及するにあたり、これまでと大きく違った点は2つあります。1つは、「mRNAワクチン」というこれまでに実用化されたことがない新しい技術が使用されたこと。もう1つは、**かつてないほどにSNSの普及・利用が進み、ワクチンに対する正誤が不明な情報が簡単に拡散可能になっていたことです。**

前者は、ワクチンに対する不信感を抱かせることにつながりました。「新しい技術を使って、1年足らずで開発されたワクチンの安全性なんて、誰も保証できないはずだ」という言説は、パンデミック下で嫌というほど繰り返されてきました。

後者は、ワクチンに対する不信感を広げることを極めて容易にしました。2020年12月1日に、『ファイザー』の元研究者が「新型コロナワクチンを打つと不妊になるのではないか」という請願書を欧州医薬品庁に提出すると、1週間もしないうちに世界中の病院に「ワクチンを打つと不妊になるのか」という問い合わせが殺到しました。ワクチンに関する誤情報は容易に言語の壁を超え、英語圏で話題になった噂は、例外なく日本語でも広がりました。

私はこのような**「インフォデミック」**（インフォメーションの［情報］とエピデミック

の「広い地域での感染症の流行」をかけ合わせた造語）」の中、新型コロナワクチンとHPVワクチンに関して、**科学的に正確な情報を発信する専門家主導のプロジェクトを運営**してきました。時にSNSやYouTubeなどのオンラインメディアを活用し、時にテレビ出演や新聞取材などの既存のメディアを介して、誤情報の拡散とずっと対峙してきたのです。

この本では、新型コロナワクチンとHPVワクチンという2つの重要なワクチンについて、そのメカニズムや効果、安全性について、できるだけわかりやすく説明する努力をしました。そして、ワクチンの誤情報が繰り返し流され、一部の人に強く支持される理由について、ワクチンの歴史を紐解きながら検証しました。

さらに、私たちがワクチンの理解と信頼を得るために行ってきた取り組みについて、具体例を挙げて紹介しました。渕上さんが「（HPVワクチンの開発は）人類の勝利だ。でもこの状態だと、日本だけが負ける」と語ってくれたビデオは、まさにこうした取り組みの一部です。

私は2010年に大阪大学医学部を卒業し、その後の9年間は救急医としてほとんどの時間を病院で過ごしました。毎日生死の境ギリギリをさまよう患者と対峙し、高度な医療で1％でも救命率を上げることに死力を尽くしてきました。

こうした中で、科学的な根拠を元に治療を行うことの大切さを知った私は、臨床研究の方法論を学ぶため、2019年にハーバード公衆衛生大学院に留学しました。

ハーバードで学んだことの1つは、「医療の質だけを向上しても人の健康は改善しない」ということです。むしろ、病気や怪我をしないために公衆衛生の施策を充実させるほうが、社会に与えるいい影響は大きいのです。社会行動科学のイチロー・カワチ教授は、公衆衛生と医療の関係を川の「上流」と「下流」に例えます。飛び降り事故を起こしてしまった患者さんの問題は、骨折だけではありません。背景にある貧困や精神疾患を改善しないと、体がよくなって退院しても、また同じことを繰り返してしまいます。救命センターで施す治療は、川の下流に流れて来た人をすくい上げることに似ています。しかし、上流で川に溺れる人をなくすことができれば、下流の治療は必要なくなります。

これまで救急医として下流で戦ってきた私は、留学中に上流の問題の大切さを知り、予防医療に取り組むようになりました。ワクチンについての正確な情報を発信することは、まさに上流の問題を解するための取り組みです。

この本を手に取ってくださった皆さんが、ワクチンに対する理解を深めていただくきっかけの1つになればと願っています。

# 目次 contents

第2章

## HPVワクチン 67

＼みんなで知ろう！／

第3章
## みんなで知ろう！ ワクチン忌避の歴史 125



第4章
## みんなで知ろう！ 『みんパピ！』『こびナビ』の活動 181

本文の執筆にあたり、
エビデンスとなる参考データと参考文献を用いた該当箇所には、
「＊（アスタリスク）」がそれぞれ付いています。
その引用元は、巻末に一覧で掲載しています。
また、本書の内容は、
２０２１年10月末現在のものです。

第１章

＼みんなで知ろう！／

# 新型 コロナワクチン

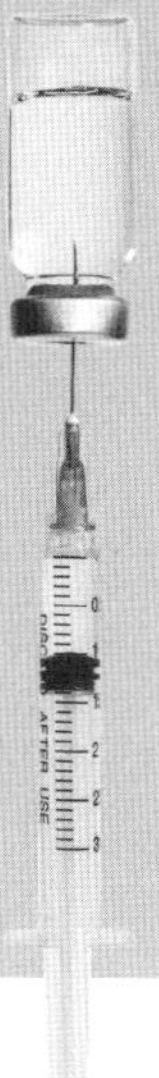

# そもそもワクチンとは何か？

本章ではまず、そもそも私たちが当たり前のように口や耳にする「ワクチンとは何か」を解説していきましょう。

ワクチンとは、「実際に感染することなく、病原体に対する免疫を獲得すること」を目標にしています。病原体を弱らせたり殺したり、あるいはバラバラにした部品を体内に投与することで、免疫細胞に病原体の情報を教えておくことができます。そうすることで、本物の病原体が入ってきた時に、すぐに戦うことができるのです。

つまり、ワクチンとは**「手配書」**のようなもので、**免疫細胞が犯人の顔を事前に覚えておくことで、実際の病原体が身体に入ってきた時に速やかに逮捕することができる**という仕組みなのです。

では、ワクチンにはどのような種類があるのかを見ていきましょう。

**「生ワクチン」**は、病原体となるウイルスや細菌を**「弱毒化」**させたものです。「弱毒化」というのは、「増殖する力は残しつつ、病気は発生しないように人為的に手を加えている」

という意味です。このため、基本的には生ワクチンで発症することはありませんが、免疫不全などがある場合、非常に稀にワクチン接種により発症してしまうこともあります。日本で使用されているワクチンの中では、ＢＣＧ（結核を予防するワクチン）や麻疹・風疹のワクチンなどがこれにあたります。

**「不活化《ふかつか》ワクチン」**は、ウイルスや細菌の増殖する能力を失わせたものです。活性を完全になくしているので、不活化ワクチンを接種しても感染を引き起こすことはあり得ません。しかし、不活化ワクチンは生ワクチンに比べると免疫システムを刺激する力が劣るため、そのままでは効果が低いことが多いのです。このため、免疫の働きを助ける補助剤を同時に投与したり、複数回数に渡り接種したりすることで、デメリットを補う必要があります。インフルエンザワクチンなどがこのタイプにあたります。

**「組換えタンパクワクチン」**は、病原体のターゲットとなるタンパク質を人工的に作り出したものです。遺伝子工学の技術を元に、大腸菌や酵母、昆虫の細胞などに病原体の持つ重要なタンパク質を作らせて、精製したものをワクチンとして投与します。あくまで作り出すのは病原体の部品（タンパク質）のみで、遺伝情報は含まれていないので、組換えタンパクワクチンを投与しても感染することはありません。不活化ワクチンと同様に、タン

## ワクチンの種類

### 組換えタンパクワクチン

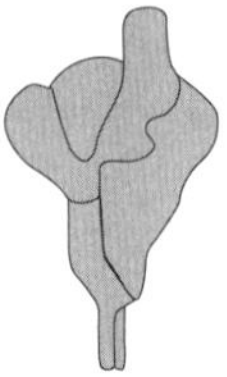

ターゲットとなるタンパク質のみを人工的に精製したもの
例:HPV(ヒトパピローマウイルス)、HBV(B型肝炎ウイルス)など

### mRNAワクチン

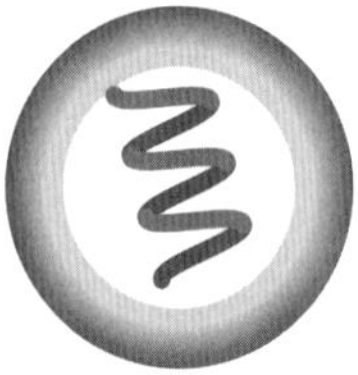

ターゲットとなるタンパク質の遺伝情報をmRNAで保管し、脂質の膜で包んだもの
例:ファイザー、モデルナの新型コロナワクチン

### ウイルスベクターワクチン

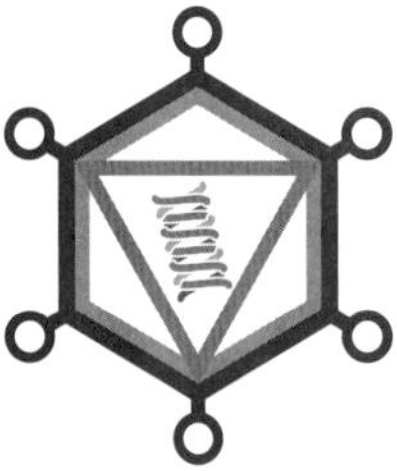

ターゲットとなるタンパク質の遺伝情報をDNAで保管し、別のウイルスに載せたもの
例:アストラゼネカ、ジョンソン・エンド・ジョンソンなどの新型コロナワクチン

### 病原体(ウイルスなど)

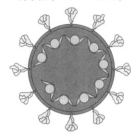

### 生ワクチン

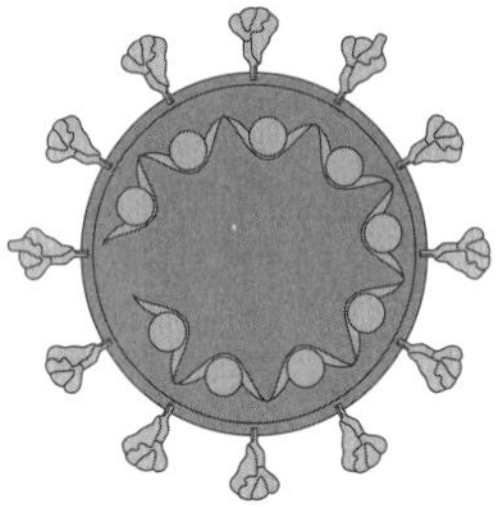

病原体となるウイルスや細菌を「弱毒化」させたもの
例:麻疹、風疹、BCGなど

### 不活化ワクチン

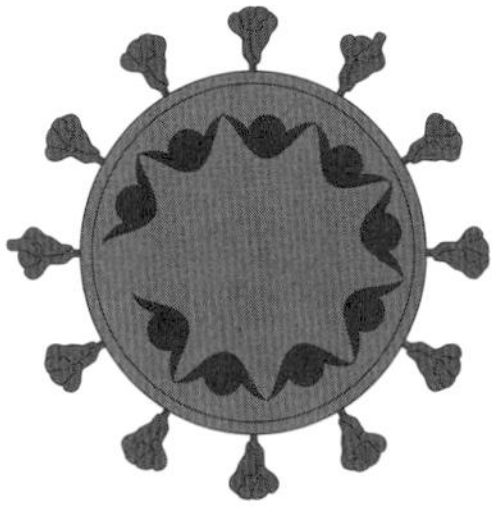

ウイルスや細菌の増殖する能力を完全に失わせたもの
例:インフルエンザなど

パク質を投与するだけでは免疫システムが刺激されず、十分な効果が得られないことが多いのです。このため、こちらも免疫の働きを助ける補助剤で短所を補うことが必要です。「HPV（ヒトパピローマウイルス）ワクチン」などがこの種類に該当します。

これらのワクチンに加えて、新型コロナウイルスでは、新たに2つのまったく異なるタイプのワクチンが開発されました。1つが「**mRNA（メッセンジャーRNA）ワクチン**」で、もう1つが「**ウイルスベクターワクチン**」です。

「**mRNAワクチン**」は、新型コロナウイルスのスパイクタンパク質の遺伝情報を、**mRNA**という形式で保管し、これを「脂質ナノ粒子」という膜で包んだものです。脂質ナノ粒子に包まれたmRNAは細胞にまで届けられ、細胞の中にある「リボソーム」という場所で、タンパク質に翻訳されます。

リボソームはヒトの細胞の「**工場**」のような役割を持っています。普段はヒトのDNAから作られたmRNAを元に、ヒトのタンパク質を作っているのです。例えば、髪の毛を作る時は、ヒトの核の中にしまってあるDNAから髪の毛の作り方が書いてある部分をコピーし、それを細胞質に持ち出して、工場でタンパク質を生成するといった具合です。この「コピー」こそがmRNAです。

mRNAワクチンに入っているmRNAが工場に届けられた時も、ヒトのmRNAが届けられた時と同じように、書いてあるとおりにタンパク質が作られます。しかし、ワクチンのmRNAには、ヒトの髪の毛ではなく、新型コロナウイルスのスパイクタンパク質の作り方が書かれてあります。このため、工場で作られるのは、ヒトのタンパク質ではなく、コロナのスパイクタンパク質です。そうしてヒトの細胞で作られた新型コロナウイルスのスパイクタンパク質は、もともとヒトの身体には存在しない「異物」なので、これに対して免疫細胞が働きます。

**「スパイクタンパク質」**は、新型コロナウイルスがヒトの細胞の中に侵入するために必要な部品です。mRNAワクチンの接種により、免疫細胞がスパイクタンパク質に対する「抗体」を作ることができれば、**ウイルスがヒトの細胞に侵入することを防ぐことができる**のです。

**「ウイルスベクターワクチン」**は、チンパンジーの風邪のウイルスである「チンパンジーアデノウイルス」などに、新型コロナウイルスのスパイクタンパク質の遺伝情報をDNAの形にして載せたものです。「ベクター」とは**「運び屋」**という意味で、チンパンジーアデノウイルスに新型コロナウイルスの情報を細胞まで運ばせているということです。ヒト

## ヒトのタンパク質が作られる仕組み

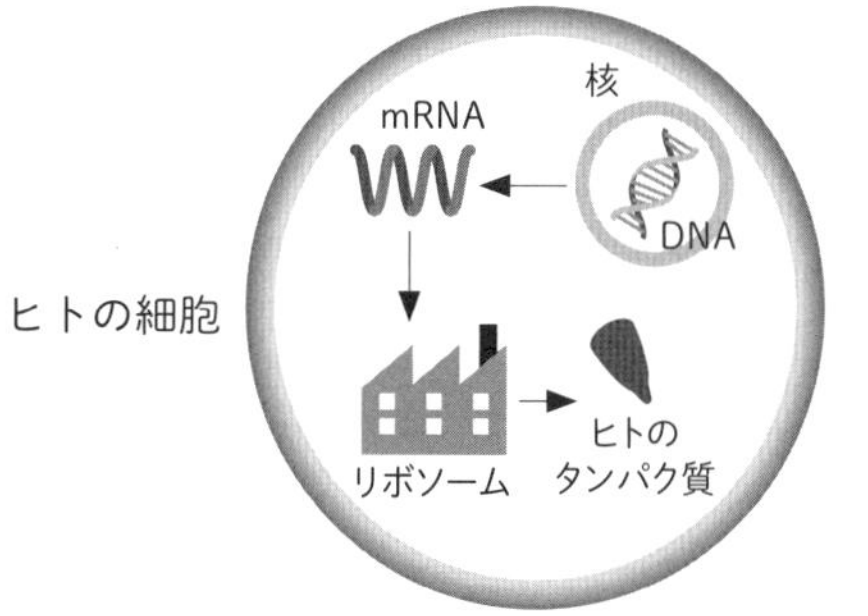


## mRNAワクチンの仕組み

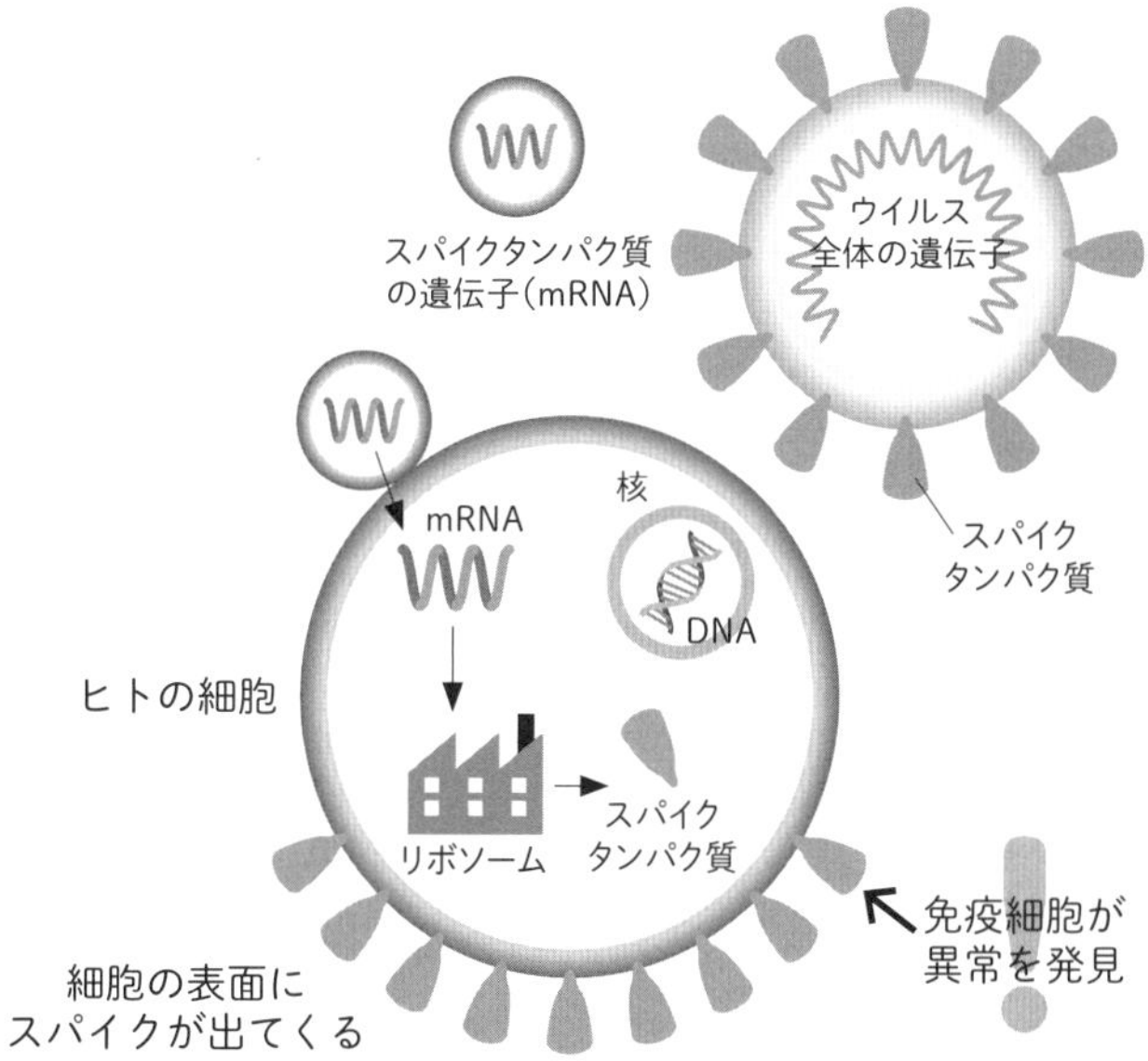

の細胞まで届けられたDNAは、核の中でmRNAに変換され、工場に運ばれたあとにタンパク質が作られます。

なお、mRNAワクチンには、脂質ナノ粒子やmRNA自体に免疫反応を引き起こす作用があるため、**免疫を活性化させる補助剤を使わなくても十分高い効果が得られる**ことがわかっています。ウイルスベクターワクチンの場合も、ウイルスベクター自身が異物であるため、同じように補助剤がなくても免疫が活性化されます。

また、mRNAワクチンでも、ウイルスベクターワクチンでも、身体の中で作られるのは新型コロナウイルスのスパイクタンパク質という「部品」のみであることに注意が必要です。ワクチンには新型コロナウイルス全体の設計図が含まれていないので、**ワクチン接種によってコロナウイルスに感染する可能性はありません。**

今回の新型コロナウイルス感染症に対して開発されたワクチンでは、中国の『シノファーム』や『シノバック』、インドの『バーラト・バイオテック』が不活化ワクチンを実用化しています。アメリカの『ノババックス』が開発したのが組換えタンパクワクチンで、日本の『塩野義《しおのぎ》製薬』が開発しているものもこの分類に含まれます。イギリスの『アストラゼネカ』とアメリカの『ジョンソン・エンド・ジョンソン』、ロシアの『ガマレヤ記念国民疫学・微生物研究センター』は、ウイルスベクターワクチンを実用化しました。そして、**日本で主に接種されている『ファイザー（・ビオンテック）』と『モデルナ』のワクチンはmRNAワクチン**です。

## なぜワクチンを接種すると副反応が起こるのか

前節で説明したとおり、ワクチンは免疫細胞に病原体のことを教え込むことで、実物のウイルスや細菌が体内に侵入した時に、速やかに戦う仕組みを作っています。新型コロナウイルスに対しては、さまざまなタイプのワクチンが開発・実用化されていますが、**「免疫細胞に病原体との戦い方を教える」という仕組み自体はまったく変わりません。**

免疫細胞がワクチンによってコロナウイルスのスパイクタンパク質を認識すると、さまざまな免疫反応が起こります。これは、**「獲得免疫」**と呼ばれるプロセスで、「抗体」の作り方を学習したり、感染してしまった細胞を排除する方法を学んだりといった具合です。

こういった「免疫の活性化」が起こる仕組みは、風邪を引いた時に身体の中で起きていることにとてもよく似ているのです。つまり、ワクチンを接種したあとに、熱が出たり、頭が痛くなったりといった、風邪を引いた時のような「副反応」が起こるのは、**身体の中で免疫が活性化されていることの現れ**なのです。病原体そのものがいなくても、病原体に感染した時と似たような反応が起きているということです。

2021年10月現在、日本で承認されているファイザーとモデルナのmRNAワクチン、そしてアストラゼネカのウイルスベクターワクチンは、いずれも最低2回の接種が必要ですよね。これはなぜかとわかりやすく言うと、1回目の接種の時にコロナウイルスのスパイクタンパク質という「未知の敵」について学び、2回目の接種の時には、実際にウイルスが入ってきた時のための「練習試合」を行うような感覚です。

2回目の接種の時には、すでに1回目の接種で獲得した免疫反応がいつでも力を発揮できる状況になっているので、特に**mRNAワクチンでは2回目により強い副反応が起こりやすい**というわけです。[*1]ファイザー製のワクチンだと、1回目接種のあとは、37・5℃以上の発熱が約3％、頭痛が約21％、だるさが約23％で起こりますし、2回目の接種後には、副反応の頻度は、発熱が約38％、頭痛が約53％、だるさが約69％にまで上昇します。

また、若年者のほうが高齢者よりも免疫反応がよい場合が多く、これが**若年者は高齢者**

**よりも副反応の頻度が高い理由**です。

男性と女性でも免疫の仕組みはかなり異なっており、免疫の反応はどちらかというと男性よりも女性のほうが高いことが知られています。実際、日本のデータを見ると、[*2]**ファイザーのワクチンでは、男性よりも女性のほうが約10%程度発熱の頻度が高い**のです。

このような「まるで風邪を引いたかのような症状」は、[*3]接種した翌日にピークを迎え、長くても4〜5日でほとんど消失します。また、風邪の症状と同じように、解熱薬を使って抑え込むことが可能です。

こういった局所や全身の反応のほかにも、ワクチンが原因で起こる副反応はいくつか挙げられます。

まず、ほかのすべての薬剤と同様に、アレルギーが起こることがあります。特に、重いアレルギーのことを「**アナフィラキシー**」と言い、息苦しさや血圧の低下が起こることがあります。アナフィラキシーについて重要なことは、**適切な医療が提供できる状態で起きた場合には、命に関わるようなことはほとんど起こらない**ということです。このため、新型コロナワクチンの接種会場には「アドレナリン」というアナフィラキシーの特効薬が準備されており、症状が出た人を速やかに治療する体制が整えられています。

また、ワクチンによって免疫が活性化された結果、**何かの拍子に自分を攻撃してしまう**場合があります。ファイザーやモデルナのmRNAワクチンを接種したあとに起こる[4]心筋炎や、アストラゼネカのウイルスベクターワクチンを接種したあとに起こる[5]血栓症《けっせんしょう》や[6]ギラン・バレー症候群は、いずれも免疫システムが間違って自分の身体を攻撃してしまうことで起こると考えられています。

以上をまとめると、ワクチンを打ったあとに副反応が出るのは、**身体の中で免疫が活性化され、ウイルスの侵入を防ぐ力をつけるために必要な過程の現れ**なのです。ほとんどの場合は、接種部位の肩の痛みや熱、だるさなどの症状が1〜2日続くだけで済み、入院や治療が必要な重い症状が出ることは非常に稀です。

## 最も効果のある新型コロナワクチンはどれか？

2021年10月時点、日本で公的接種の対象となっているワクチンには、ファイザーとモデルナのmRNAワクチンと、アストラゼネカのウイルスベクターワクチンがあります。

ファイザーとモデルナのワクチンは、効果も副反応もそこまで大きな差はありません。一方で、アストラゼネカのワクチンについては、mRNAワクチンとはかなり様子が違います。

ワクチンの比較をする時には、大まかにいって**「有効性」**と**「安全性」**を見ることになります。有効性は、①**感染予防効果**、②**発症予防効果**、そして③**重症感染予防効果**に分けて考える必要があります。これに加えて、効果の持続期間や変異ウイルスに対する効果も検証することが大切です。

皆さんが報道でよく目にする「有効性」や「効果」とは、多くが②発症予防効果を指しています。これは、**新型コロナウイルスに感染して症状が出るという出来事をどれだけ減らせるか**という指標です。**の発症予防効果が示されています**。治験[*7]においては、**ファイザーでは約95%、モデルナでは約94%**の発症予防効果が示されています。この発症予防効果は、2回目の接種を終えてから1〜2週間経過してからの数値であり、接種直後はあまり防御力が高くないこともあらためて知っておいてください。

また、変異ウイルスに対しては、ワクチンの発症予防効果は少し落ちてしまうことがわかっています。たとえば、ファイザー[*8]のmRNAワクチンの「デルタ変異ウイルス」に対する発症予防効果は約88%と推定されています。

また、ワクチン接種から時間が経過すると、この効果は徐々に落ちてくることがわかってきました。[*9]アメリカで医療従事者を対象にした研究では、3月から6月までは概ね95%の有効性を維持していたのにもかかわらず、**7月になって約66%にまで効果が低下した**ことが報告されています。これは、ワクチンを打ってから時間が経つと徐々に免疫の防御力が低下してくることと、ウイルスの変異によってワクチンが効きにくくなっていることの両方が影響していると考えられています。

③重症感染予防効果についても知っておく必要があるでしょう。[*10]ファイザーの治験では、ワクチン接種から約6か月後までを観察した結果、重症となった人はワクチンを接種したグループでは1人、「プラセボ（偽薬＝ただの生理食塩水）」を接種したグループでは30人で、重症感染の予防効果は約97%でした。モデルナのワクチンもほぼ同様の効果があると考えてよいと思います。しかし、[*11]2021年9月に発表された研究では、65歳以上の高齢者では、mRNAワクチンを接種してから時間が経つと、**重症感染予防効果が90%未満に落ちてきてしまう**ことがわかりました。このため、欧米諸国では高齢者に対する3回目の接種がすでに始まっています。

①感染予防効果の有無も非常に重要です。ワクチン接種によって感染そのものを予防す

ることができるのであれば、**自分が守られるだけではなく、自分からほかの人にうつすことも防ぐことができる**からです。

しかし、発症・重症感染予防効果に比べれば、感染予防効果を調べることは難しいのです。なぜなら、無症状の感染が起きても気づかないまま治ってしまうことがあるからです。このため、**感染予防効果を正確に調べるためには、ワクチン接種の有無とは無関係に定期的にPCR検査を行う研究が必要**です。

米国ではいくつかの研究で、医療従事者など定期的にPCR検査を受けている人において無症状も含む感染予防効果を調べています。[*12]この結果、**ファイザーやモデルナのワクチンの感染予防効果は約90〜96%**と報告されています。しかし、デ[*13]ルタ変異ウイルスが主流になったあとは、**mRNAワクチンの感染予防効果はおそよ66%にまで落ちてしまった**ことが明らかになっています。このため、2回の接種だけでは、何も対策をしなくても感染が抑え込まれていく**「集団免疫」を達成するのは難しい**と考えられています。

また、ファイザーとモデルナの比較を行った研究では、[*14]**モデルナのほうがファイザーよりもウイルスを攻撃する「抗体」の値が2・6倍高い**ことがわかりました。ただし、実際の発症予防効果は抗体価に比例するわけではないことに注意が必要でしょう。2021年

10月現在、モデルナ[*15]のほうがファイザーよりも長期的な発症予防効果が高いという報告も出始めていますが、まだ十分に評価は定まっていません。

一方で、アストラゼネカのウイルスベクターワクチンは、治験[*16]での発症予防効果が約70%と報告されており、**mRNAワクチンに比べると少し有効性は低い**と言ってよいと思います。ただ、重症[*17]感染予防効果は100%だったという報告もあります。デルタ変異ウイルスの出現や、経時的な効果の減弱により、長期的な重症感染予防効果がどの程度落ちるかはまだわかっていませんが、**アストラゼネカのワクチンについても、重症感染や死亡を防ぐ効果は高い**と言ってよいでしょう。

感染[*18]予防効果については約79%という報告もありますが、十分なデータが揃っているとは言い難い状況です。発症予防効果がmRNAワクチンよりも低い以上、**感染予防効果もmRNAワクチンには劣る**のではないかと考えられます。

日本でまだ承認されていないワクチンに関して確認をすると、アメリカのノババックスのワクチンについて、高い効果が報告されています。これは「組換えタンパクワクチン」という従来から使われている製法を用いているのですが、**ワクチンの成分の立体構造やアジュバントを工夫するなどして、約[*19]90%の発症予防効果を達成**しました。

ほかに、ジョンソン・エンド・ジョンソンのウイルスベクターワクチンは、約[*20]67％の発症予防効果があったと報告されていますが、**接種回数が1回でよい**というところがほかのワクチンとの大きな違いです。

ロシアのガマレヤ記念国民疫学・微生物研究センターが製作した「スプートニクV」というウイルスベクターワクチンは、治験において約[*21]92％の発症予防効果が報告されています。しかし、「乗り物」[*22]であるウイルスベクターの増殖能を十分抑えられていない可能性があったり、治験のデータに不備があったりという疑惑もあり、評価が難しいのが現状です。中国のシノファームとシノバックが作った2つの不活化ワクチンは、それぞれ約[*23]78％と約[*24]66％の発症予防効果が報告されています。

以上、駆け足でしたが、2021年10月時点で日本で承認されているワクチンの効果についてまとめると、**ファイザーとモデルナのmRNAワクチンは非常に高い有効性を発揮している**ことがわかります。一方で、アストラゼネカのウイルスベクターワクチンは、mRNAワクチンに比べて少し効果は劣り、長期的なデータも限られていますが、決して性能が悪いというわけではありません。

# どの新型コロナワクチンが最も安全か？

では、特に気になる方も多い「安全性」についてはどうなのでしょうか。最初に押さえておきたいことは、**新型コロナワクチンを含むあらゆる医薬品は治験により有効性と安全性が業界に評価されてから承認されている**ということです。

新型コロナワクチンの場合は、世界的なパンデミックのため一刻も早く使用を開始できるように、米国では「緊急使用許可」、日本では「特例承認」という枠組みを使っています。しかし、こうした特別な枠組みにおいても、**治験のプロセスや得られた結果について、ほかの医薬品と同様に厳しい審査が行われています**。つまり、日本やアメリカ、ヨーロッパで承認されているワクチンについては、いずれも一定の安全性の基準を満たしたものだけが承認・使用されているということです。

安全性を考慮するにあたり、ファイザーやモデルナのmRNAワクチンの副反応については、以下の4つに分けて考えるのがよいでしょう。

・**接種直後に起こる軽微な局所、全身の反応**

・アナフィラキシー
・モデルナアーム
・心筋炎

まずは、接種直後に多くの人に起こる副反応の頻度を見ていきましょう。実は、**ファイザーのワクチンよりもモデルナのワクチンのほうが少し副反応が起こりやすい**ことが知られています。日本国内での市販後調査では、2回目接種後の副反応について、ファイザー[*25]のワクチンでは37・5℃を超える発熱が約38％であったのに対し、モデルナ[*26]のワクチンでは78％に発熱が見られました。繰り返しますが、これらの副反応は解熱剤で対処が可能で、翌日が一番きついのですが、3日目以降は徐々によくなっていきます。

続いて、アナフィラキシーについては、**ファイザーのワクチンのほうがモデルナのワクチンよりも少し頻度が高い**です。具体的には、ファイザー[*27]のワクチンで100万回接種あたり約4回、モデルナのワクチンで100万回接種あたり約1・6回と報告されています。ちなみに、アナフィラキシーと言えば、ハチに2回刺された時に起こることが有名ですが、**ハチ毒[*28]のアナフィラキシーは100万人あたり5000人程度起こる**とされています。また、点滴の抗生剤でも1[*29]00万人あたり400人程度の頻度でアナフィラキシーが起こることがわかっており、**mRNAワクチンのアナフィラキシーの頻度は総じてとても低い**と言えるでしょう。

また、mRNAワクチンを接種してから数日から1週間後くらいの間に、接種した腕のかゆみや痛み、腫れを伴う発疹が出現することが報告されていますが、モデルナのワクチン接種後に圧倒的に多いので、**「モデルナアーム」**と呼ばれています。

モデルナアームは、接種後数日から1週間と遅れて出てきますが、自然によくなるので、特別な治療は必要ありません。症状がひどければ、かゆみ止めや痛み止めを使っても大丈夫です。1回目の接種で起こっても、2回目に必ず起こるわけではなく、2回目の接種を躊躇《ちゅうちょ》する必要はありません。なお、若い女性に起こりやすいことがわかってきており、30[*30]～40代の女性の約8％に見られたという報告もあります。

なぜこのような症状がモデルナを中心に起こるのかということは……実はよくわかっていません。[*31]皮膚の組織などを調べた研究から、どうやら「遅発性《ちはっせい》のアレルギーの一種ではないか」という推測が高まってきています。

そして、接種が進む中で、ファイザーやモデルナのmRNAワクチンでは、**心筋炎**という病気が起こることがわかってきました。これは、心臓の筋肉や心臓を包んでいる膜にウイルスが感染したり、感染症やワクチンによって起こる過剰な免疫が、筋肉や膜に障害を起こしたりする病気です。[32]症状としては胸の痛みが中心で、中には息苦しさを感じる人もいます。過去には[33]天然痘のワクチンでも報告されたことがある副反応で、ワクチンが原因で起きても不思議ではない病気と言えるでしょう。

mRNAワクチンを接種したあとに起こる心筋炎は、**若い男性に起こりやすく、1回目の接種より2回目の接種に多いことがわかっています**し、ほとんどは[34]ワクチンを接種してから1週間以内に起こるというデータが揃ってきました。

また、アメリカの安全性評価システムでは、12～39歳が2回目のワクチンを接種したあとに起こる心筋炎の発症頻度は、[35]ファイザーのワクチンだと100万回あたり14回、モデルナのワクチンだと100万回あたり20回と報告されています。このように、ファイザーよりもモデルナのほうがやや心筋炎の発症頻度が高いというデータなのですが、いずれも稀であることは変わりありません。なお、アメリカの安全性評価システムは、日本の受動的な報告制度と違い、能動的にデータを収集しているので、報告漏れが少なく、より信頼性が高いということは知っておいてください。

さらに、**mRNAワクチン接種後の心筋炎は軽症であることがほとんど**です。イスラエルからの報告では、mRNAワクチン接種による心筋炎の約76％は軽症、約22％は中等症と報告されていて、アメリカの「CDC（アメリカ疾病対策予防センター）」も飲み薬や安静治療ですぐによくなることが多いとしています。[*37] 一方で、**新型コロナウイルスに感染した場合、10万人あたり11人に心筋炎が起こる上に、重症化したり死亡したりすることもある**[*38]ため、こちらのほうが厄介と言えるでしょう。こうした背景から、**CDCはワクチン接種のメリットはデメリットを上回る**として、引き続き接種を勧めています。

２０２１年10月現在、一部の国では10〜20代にはモデルナではなくファイザーを使用する方針が発表されています。日本もこれに追従する可能性がありますが、mRNAワクチンはどちらも安全性が非常に高いワクチンであり、モデルナが特別危険と判断されたわけではないことに留意してください。万が一、**ワクチンを打ったあとに胸の痛みや息切れといった症状が出た場合は、速やかに医療機関を受診することが大切**です。

アストラゼネカのウイルスベクターワクチンは、軽微な副反応の頻度がmRNAワクチンよりも低いことが知られています。例えば、日本のデータでは、接種部位の痛みが約52％、発熱が約10％、疲労が約28％でした。[*39]

一方で、重い副反応については、mRNAワクチンと違うものが報告されており、まず、ウイルスベクターワクチンの接種が原因で、**血栓症**[*40]が発症することがわかってきました。血小板という止血のための血球が減少することが特徴で、10万回接種に1回ぐらいの割合で起きているとされています。アストラゼネカのワクチンを接種したあとの血栓症は、重症化することもあり、これが原因で亡くなった事例も報告されています。

血栓症は、若い女性に起こりやすいことが知られています。このため、**日本やイギリスでは40歳未満、ドイツでは60歳以下にはアストラゼネカのワクチンは使用しないことが推奨**されています。

また、**ギラン・バレー症候群**[*41]という病気も、ウイルスベクターワクチンが原因で起きていることがわかりました。これは免疫の異常が引き起こす神経疾患で、手足の筋力が低下するのが特徴です。『ゴルゴ13』の主人公デューク東郷も作品中でこの病気に悩まされていたことで知っている人もいるかもしれません。ゴルゴのような軽症の場合は、引き金を引く右手がしびれる程度で済みますが、重症な場合は呼吸筋の力も弱まり、自分で息ができなくなるため、人工呼吸器が必要となることもあります。ただし、ウイルスベクターワクチンによるギラン・バレー症候群の頻度は、5~10万回接種に1回程度と非常に稀です。

ここで安全性についての情報をわかりやすくまとめましょう。

ファイザーに比べると、モデルナのほうが少し副反応が出やすいですが、大きな違いはありません。また、mRNAワクチンで注意が必要な副反応は、若い男性の心筋炎ですが、幸いなことにほとんどが軽症であることがわかっています。

一方、ウイルスベクターワクチンは軽微な副反応の頻度が低いのですが、**血栓症やギラン・バレー症候群などの重い副反応を起こす可能性があり、注意が必要**でしょう。mRNAワクチンでは、2021年10月時点で、血栓症やギラン・バレー症候群が起こるという報告はありません。

それ以外のワクチンについては、まだほとんど信頼できるデータがないのが実情です。日本ではmRNAワクチン以外はほとんど接種されておらず、**有効性と安全性が優れたワクチンのみが普及**していると言ってよいと思います。

## ワクチンに関する誤情報と偽情報はなぜ拡散する？

このように、日本で公的接種の対象となっている新型コロナワクチンは、非常に優れた有効性と安全性が確認されています。しかし、このことが十分理解されているとは言い難いのが現状です。

「国[*42]立研究開発法人国立精神・神経医療研究センター」が2021年2月に全国約2万6000人を対象に行ったアンケート調査によると、新型コロナウイルスワクチンに関して「ワクチンを打ちたくない」と答えた方は11・3%でした。若年者（15〜39歳）は高齢者（65〜79歳）に比較してワクチンを打ちたくないと答えた方が多く、特に若年女性では15・6%に上りました。

　このアンケートでは、「ワクチンを打ちたくない」理由の73・9%は「副反応が心配だから」というものであることがわかりました。2番目に多かった「あまり効果があると思わないから」という意見が19・4%であることを考えると、**圧倒的多数が副反応に対する懸《け》念《ねん》を持っている**ことがわかります。

　では、なぜこれほどまでに多くの方が副反応への心配から接種を拒否するに至ってしまっているのでしょうか。大きな理由の1つに、**ワクチンに関する誤情報や偽情報が広がってしまっていることがある**と考えます。まずはこの2つの概念の違いについて整理していきたいと思います。

例えばテレビやSNSで「体温を上げると免疫力が上がる」という話を目にしたとして、それを信じて友人に伝えてしまった場合、あなたは**誤情報**を広げてしまったことになります。それはなぜかお気づきでしょうか？

そもそも「免疫力」とは厳密な定義がある言葉ではありません。特定の抗原に対する抗体価であれば数値化できますが、細分化していくとキリがないほどに複雑な免疫の機能全体を、「上がった」とか「下がった」と評価することはできないのです。また、基礎体温が高い人のほうが健康であるという証拠などなく、**むしろ体温の高い人のほうが死亡率が高いということを示した研究すら存在します**。[*43]

ただし、これは体温が高い人の中にがんや自己免疫疾患などの病気が隠れている場合があるのが原因ではないかと考えられており、基礎体温が高いこと自体が直ちに危険というわけではありません。いずれにせよ、「体温を上げると免疫力が上がる」というのは、実は根拠がまったくないのです。このように、**誤情報とは故意かどうかに関係なく拡散された誤った情報のことを指します**。

一方で、高価な「自然食品」を売るために、「遺伝子組換え食品を食べるとがんが増える」[*44]と言ったとしましょう。これは**偽情報の拡散**にあたります。実際のところ、これまでに遺伝子組換え技術そのものが健康被害を生じさせたという確たる証拠はないのですが、「なんとなく身体に悪そう」というイメージを持っている人もいるのではないでしょうか。そのような人は、ある日、仲のよい友人に「遺伝子組換え食品でがんが増えるって知ってた？」と言われると、信じてしまう場合もあるのではないかと思います。

こういった情報を「拡散」した人には悪意がなくても、最初に言い始めた「根本」にあたる人には、明確な意図がある場合があります。このように、**偽情報とはわざと流された誤った情報やミスリーディングな情報**のことを指します。

ワクチンには、昔からこのような誤情報や偽情報が拡散されやすいという特徴があります。ワクチンの語源は〝Vacca〟という「雄牛」を意味するラテン語で、1796年にイギリスの医師エドワード・ジェンナーが、「ウシの病気である牛痘《ぎゅうとう》の膿でヒトの天然痘が予防できること」を発見したことに由来します。1849年、江戸時代末期の医師である緒方洪庵《おがたこうあん》は大坂に「除痘館《じょとうかん》」を作り、ジェンナーが開発した牛痘苗を使った予防法を日本に普及させようと努力しました。しかし、**「牛痘を接種すると牛になる」という誤情報・偽情報が広がってしまい、当初はなかなか接種が進まなかった**とされています。

近年拡散された偽情報として有名なのは、**麻疹、風疹、おたふくかぜの三種混合ワクチ**

**ンであるＭＭＲワクチンを打つと自閉症になる**というものです。これは、１９９８年にイギリスのアンドリュー・ウェイクフィールドという医師が行った12[*45]人の子どもを対象にした研究で、「腸炎と自閉症を合併する新たな疾患」があり、それがＭＭＲワクチンと関連があるという論文が発端となったものでした。この論文のインパクトは凄まじく、世界中で**「ＭＭＲワクチンは危険である」**という誤解を招きました。

しかし、この研究で自閉症があると報告されていた9人の子どものうち3人は、自閉症の診断がまったくなかったり、12人ともワクチン接種前には「異常はない」と書かれていたのに、その内5人の子どもには元から発達障害があることがわかったりと、検証が進むにつれて[*46]内容がデタラメであることが明らかになっていきました。さらに、「ＭＭＲワクチン接種後の健康被害訴訟」を担当した弁護士との間に多額の金銭授受があったことまで発覚したため、２００４年に論文は撤回され、２０１０年にウェイクフィールド氏はイギリスの医師免許を剥奪《はくだつ》されました。しかし、その間にワクチンに反対する親たちからの絶大な支持を集めてしまい、２０１６年には『ＭＭＲワクチン告発（原題：Vaxxed）』という映画を制作するなど、ワクチンに関する偽情報を流し続けています。

この結果、多くの国でＭＭＲワクチンの接種率が低下し、麻疹の流行が見られるようになりました。たとえば、[*47]カリフォルニア州では、もともとＭＭＲワクチンの接種率は集団免疫閾値《いきち》（限界値）である95％前後を維持していたのですが、２０１３年には92・３％にまで低下しました。このわずかな低下によって、２０１４年にディズニーランドで麻疹のアウトブレイクが起こり、最終的に１３１人の感染者を出してしまいました。アメリカは２０００年に麻疹の撲滅宣言をしていたにもかかわらず、２０１９年には１２８２人もの感染者を出してしまうなど、今も散発的な流行を抑えきれていない状況です。

　こうした状況に危機感を持ったＷＨＯ（世界保健機関）は、２０１９年にワクチン忌避《きひ》を「世界の健康に対する10の脅威」に指定しました。特に目標として掲げられたのは２つで、アフガニスタンとパキスタンでポリオの伝播《でんぱ》を防ぐこと、そしてＨＰＶワクチンの普及により子宮頸がんを撲滅することでした。しかし、残念ながら、２０２０年時点でも両国からポリオはなくならず、日本を筆頭にＨＰＶワクチンの接種率が依然として低い国が存在します。

　このように、世界的にも**ワクチン忌避の問題は今も昔も解決していないのが実情**です。この背景には、ワクチンに関する誤情報・偽情報がＳＮＳを中心に根強く広がってしまっていることがあるとされています。

## ワクチンを打つと不妊になるは本当か？

では、新型コロナワクチンについてはどのような誤情報・偽情報が拡散されているのでしょうか。私は新型コロナワクチンについて、Twitterでずっと科学的検証や健康を守るための情報提供を続けています。その中で、数え切れないぐらい届いた質問の1つは、**「ワクチンを打つと不妊になるのでしょうか?」**というものです。

　医師の視点からすると、「ワクチンを打つと不妊になる」という発想自体が奇妙なものだと感じます。女性の不妊は主に排卵に障害が出ること、「卵管《らんかん》」という卵巣から子宮に卵子が送られる道が閉塞《へいそく》したり狭窄《きょうさく》したりすること、あるいは子宮の粘膜下筋腫があって受精卵が着床《ちゃくしょう》できないことなどが原因で起こります。もちろんワクチンには排卵に関わるホルモンは含まれていませんし、卵管や子宮の形に異常が出るような変化を、**たった2回のワクチン接種で引き起こすなど医学的かつ常識的に考えても不可能です。**

　もちろん、不妊の原因がすべてわかっているわけではありませんし、今後新たな不妊のメカニズムが明らかになる可能性は0ではありません。しかし、**ワクチンと不妊というの**

**はとても結びつけにくい事象**であり、「なんで急にそんなこと言い出したんですか？」と逆に聞きたくなるような疑問です。でも、これにはそれなりの理由があるのです。

「新型コロナワクチンを接種すると不妊になる」という話が最初に拡散したのは、2020年12月に欧州医薬品庁に**ファイザーのワクチンの緊急使用許可を止めるように求めた請願書**がきっかけでした。この請願書には、「ワクチンを接種すると不妊になる」という懸念が書かれていました。この請願書が話題になった大きな理由の1つは、これを書いた人の1人がファイザーの元研究者だったからです。彼の名はマイケル・イードンといい、ファイザーで16年間アレルギーの研究などを行っていました。

彼の主張は、胎盤の形成に関わる「シンシチン-1」というタンパク質と、新型コロナウイルスのスパイクタンパク質の構造（アミノ酸配列）に似ているところがあり、ワクチンを接種することで作られたスパイクタンパク質に対する抗体が、胎盤を攻撃して妊娠できなくなるというものでした。このように、ある抗体がターゲットとしている抗原以外のものに反応してしまうことを「**交差反応**」と言いますが、「**スパイクタンパク質とシンシチン-1の間に交差反応が起きるのではないか**」と主張したのです。

この〝一見内部事情を知っていそうな人〟が〝本当に聞こえる話〟を元に発信した偽情

報は、世界中でまたたく間に拡散しました。Google検索で「新型コロナワクチン」と「不妊」に関する検索件数は349倍と一気に急上昇し、日本でもこの言説を紹介した記事がTwitterやFacebookなどで400回以上もシェアされました。その後も、マイケル・イードン氏が神妙な顔つきでワクチンの危険性を語る動画がYouTubeやFacebookなどで広がり、世界中の女性を不安に陥れています。

このため、多くの研究者がこの情報の真贋《しんがん》を検証しました。そもそも、もし新型コロナウイルスのスパイクタンパク質に対する抗体がシンシチン-1を攻撃するのであれば、**ワクチンだけでなく自然感染の結果作られた抗体も同じように胎盤を攻撃するはず**です。しかし、**妊娠直前や妊娠初期に新型コロナウイルスに感染した女性の流産率は、感染していない人と比較して変わらない**ことが確認されています。

さらに、イエール大学[*48]の研究者らは、この噂についてより厳密な科学的検証を行い、「新型コロナウイルスのスパイクタンパク質とシンシチン-1のアミノ酸配列は全然似ていないこと」を示しました。また、新型コロナウイルス感染症の回復期の患者の血液を使った実験で、**シンシチン-1に対する交差反応が起こらない**ことを確認しています。

こうした検証により、交差反応を元にしたワクチン不妊説の偽情報は徐々に下火になっていきました。しかし、これに代わって新たな誤情報が拡散され始めたのです。

次に広がった偽情報は**「ファイザーのmRNAワクチンの成分が卵巣に大量に蓄積する」**というものです。２０２１年6月初旬、スチャリット・バクディ氏というドイツのマインツ大学の微生物学の元教授が、「ファイザーの機密文書を入手した」と話す動画がＳＮＳで拡散されました。彼は、その機密文書にはmRNAワクチンの成分が卵巣に蓄積されると書かれていると説明し、卵巣に血栓ができることで卵子が破壊されると主張したのです。この動画の二次被害も深刻なもので、日本でもこの言説を紹介したYouTube動画やnote記事などが非常に多く拡散されました。

この動画で彼は、自分が入手したファイザーの機密文書は日本語で書かれていると話しました。彼はそれを英語に訳して話していることですが、我々が元の文書を調べた結果、バクディ氏が紹介した資料は機密文書でもなんでもなく、**ファイザーが日本の「医薬品医療機器総合機構」に提出した公開申請書の一部に過ぎない**ことがわかりました。

この申請書に記載されていたのは、mRNAワクチンの体内動態を調べた研究です。mRNAワクチンは、新型コロナウイルスのスパイクタンパク質のmRNAを脂質ナノ粒子という膜で包んでいると本書でも説明しましたが、この研究では、脂質ナノ粒子に放射性物質で目印を付け、ラットに投与しました。そして、どの臓器に脂質ナノ粒子が届けられたかを確認し、ワクチンの成分の各臓器への分布を推測したというわけです。

その結果、放射性濃度は投与した部位で最も高値でしたが、投与した部位以外では、肝臓、脾臓《ひぞう》、副腎《ふくじん》、卵巣などで検出されました。しかし、全投与量に対する比率は、肝臓が約18%であったのに対し、脾臓は1%以下、副腎は0・11%以下、卵巣に至っては0・095%以下という結果でした。このことから、**mRNAワクチンの成分が卵巣に大量に蓄積したというのは、明らかに誤り**だと言えます。

卵巣への分布は0・095%以下に過ぎないというのは申請書に明確に記載されているのですが、英訳の際にはこの数値が抜け落ちており、**英語圏で「卵巣に大量に蓄積」という誤情報として拡散されたあとに、日本に逆輸入された**のです。

また、このファイザーの申請書には、ほかにもさまざまな研究の結果が紹介されています。その中でも重要なのが「**生殖発生毒性試験**」と呼ばれるものです。

[*49]この研究では、体重がわずか200gのラットにヒトの成人と同じ量のワクチンを投与し、その後の妊娠や出生したラットの経過を確認しています。その結果、**ワクチンを投与したラットも問題なく妊娠し、生まれてきた子どもにも異常はありませんでした。**かわい

そうですが、この実験に使われたラットは母子共に解剖され、全身の臓器の形態をくまなく調べられており、なんの異常もないことが確認されています。

もちろん、まだ市販されてから1年以内のワクチンですから、長期的な妊娠成績などは報告されていません。しかし、**ワクチンが作用するメカニズムからも不妊を起こすということは考えにくく、動物実験でも妊娠や出生になんの問題もない**ことが確認されています。

また、ファイザーとモデルナのmRNAワクチンの治験では、まだ少数ではありますが、ワクチン接種後に妊娠した人の割合はプラセボを接種したあとに妊娠した人の割合と変わらないことがわかっています。

このように、**「ワクチンを接種すると不妊になる」という言説はどれもデタラメばかり**であり、不妊に関する誤情報には特に注意していただきたいと思います。

## ワクチンのせいで多くの方が亡くなっている？

不妊のほかに非常によく目にする言説は、「ワクチンのせいで多くの方が亡くなっている」

というものです。TwitterなどのＳＮＳでは厚生労働省のロゴと共に、**ワクチン接種後の死亡報告の人数が赤字で書かれた投稿が根強く出回っています。**厚生労働省は、同省の公式サイト「新型コロナワクチンの副反応疑い報告について」というページで「接種後の死亡と、接種を原因とする死亡は全く意味が異なります」と警鐘《けいしょう》を鳴らしていますが、この誤解はなかなか解けないというのが実情です。

まず知っていただきたいことは、「ワクチン接種後に○○人が死んだ」ということとそのものは事実であったとしても、**あたかもワクチンが原因であるかのように誘導する記事などは「誤情報・偽情報」として扱われるということです。**ワクチン接種による因果関係が示されていないということを知らずにやっているのであれば「誤情報」ですし、知っていてあえて誘導しているのであれば「偽情報」になります。アメリカでは、このような**誤解を招く発信**も、ＳＮＳなどのプラットフォームの**規制対象になる**ことが増えています。

皆さんはハンク・アーロンというメジャーリーグ往年の名選手をご存じでしょうか。あのベーブ・ルースの通算ホームラン記録を塗り替えたことで、長くアフリカ系アメリカ人のヒーローとして親しまれてきたアーロン氏は、アフリカ系アメリカ人のワクチン受容が進まないことに問題意識を持っており、２０２１年１月に自ら公開してモデルナのワクチンを接種しました。しかし86歳と高齢であったこともあり、残念ながらその17日後に亡くなられてしまったのです。アーロン氏が住むジョージア州のフルトン郡検視局は、これを自然死と結論づけました。

しかし、ジョン・F・ケネディ元大統領の甥であるロバート・F・ケネディ・ジュニアは、「アーロンの悲劇的な死は、新型コロナワクチン接種直後に起こる高齢者の不自然な死亡の1つである」という誤解を招く内容を、SNSで繰り返し発信しました。このことが問題となり、数日後に**Instagramはケネディ氏のアカウントを凍結した**のです。

WHO[*50]のインフォデミックの定義においても、「誤っている、またはミスリーディングな情報」が混乱を招いたりリスク行動につながることで、健康被害が出ることが問題であると記載されています。ワクチンを接種したあとに亡くなったことは事実でも、ワクチンが原因であるかのように誤解をさせた場合、それは規制の対象になるということです。

では、本当にワクチンが原因で死亡が増えているかどうかは、どのようにして調べればよいのでしょうか。ワクチンは不死の薬ではない以上、接種後に亡くなる方が出るのは当然です。一方で、ワクチン接種後に突然死した方が出た時に、ワクチンが原因である可能性を調べることも非常に重要です。

ワクチンを接種したあとに起きたあらゆる健康上の問題を「**有害事象**《じしょう》」と言います。その中で、ワクチンが原因で起きたものを「**副反応**」と言います。例えば、ワクチンを接種した帰りに車に轢《ひ》かれたり雷に打たれたりした場合は有害事象と呼んでも構いませんが、これらはワクチンが原因とは考えにくく、副反応とは呼びません。

一方で、アナフィラキシーなどメカニズム上、明らかにワクチンが原因であると考えられるものは、副反応と言って差し支えありません。しかし、「ワクチンを接種したあとに脳出血が起きた」「ワクチンを接種したあとに免疫の病気になった」「ワクチンを接種したあとに死亡した」といった事例については、**直感的に因果関係を評価すると間違えてしまうことが多くなります。**

ワクチンの安全性は、動物実験で確認されたあと、治験でヒトに投与することで評価されます。治験には用量を決めるための第1相《そう》試験から、承認申請に使われる第3相試験までがあり、安全性評価のために極めて重要なのは第3相試験です。

これは、多くの参加者を集めて、ワクチンを打つ人とプラセボを打つ人にランダムに振り分けて、発症した人の割合や有害事象の出た人の割合を比較するという研究です。このような「**ランダム化比較試験**」では、ワクチン接種者とプラセボ接種者は「介入を始める前まで」は似たような集団であるため、接種後に起きた事象の頻度の差はワクチンの効果と考えることができるのです。ファイザーとモデルナが行った第3相試験では、「重篤《じゅうとく》な有害事象の発生率」や「死亡率」を比較しています。結果、[*51]重篤な有害事象の発生率は、ファイザーではワクチン群は0・6%、プラセボ群は0・5%で、モデルナではワクチン群は0・5%、プラセボ群は0・6%でした。死亡率は、ファイザーもモデルナも、ワクチン接種の有無にかかわらず0・1%未満でした。

ここで注意が必要なのは、**「プラセボ群でも重篤な有害事象や死亡は0ではない」**ということです。これは、ワクチン接種とは無関係に病気になったり死亡したりする人がいることを表しています。あくまで、ワクチン接種者と非接種者（プラセボ接種者）の間で、重篤な有害事象や死亡の頻度に差はないことから、**「ワクチンが原因で重い病気が起きていたり、死亡が増えているということはない」**と判断し、「FDA（アメリカ食品医薬品局）」や医薬品医療機器総合機構などの行政機関がワクチンの承認・使用許可を与えるのです。

しかし、第3相試験ではわからなかった副反応が、承認されたあとになってわかることは稀ながらあります。

承認後に明らかになるのは、ほとんどの場合、**極めて稀な副反応**です。例えば、mRNA

ワクチンのアナフィラキシーの頻度は、100万回接種あたり数回程度と報告されていますが、治験ではどちらも1例も発生しませんでした。今回ファイザーは約4万人、モデルナは約3万人が参加した治験を行っており、これは人類が過去に行ったランダム化比較試験の中でも最大級のものの1つです。それでも、**10万人に1人や100万人に1人といった稀な副反応は検出することができませんでした**。このため、ワクチンを承認したあとも、市販後調査を継続して行うことが重要です。アメリカでは、CDCが3つのシステムを用いてワクチンの市販後の安全性を確認しています。

最初のシステムは、「VAERS（ワクチン有害事象報告制度）」と呼ばれるもので、**速報性の高いアラートを出す**ためのシステムです。ワクチンを接種したあとになんらかの健康上の問題が起きた場合、診療にあたった医師だけでなく、患者、患者家族、製造業者など、あらゆる人がVAERSに届け出ることが可能です。

VAERSに届けられた報告は、病気の自然発生率と常に比較されており、予想される病気の発生率よりもワクチン接種後の有害事象報告が多いようであれば、ワクチンの副反応ではないかという疑いが出てきます。

VAERSの問題点は、受動的な報告であることと、ワクチン接種者のデータしかないことです。受動的な報告とは「何かあったら報告してください」というシステムだという意味で、報告漏れや意図的な過剰報告が起きやすいという問題が生じます。また、あくまでワクチン接種者のデータしかないため、ワクチン非接種者でどの程度病気が発生しているかを調べることができないという課題もあります。

2つ目のシステムは、「**VSD**（ワクチン安全性データリンク）」と呼ばれるもので、これがVAERSの問題点を補っています。

VSDは、CDCが提携するアメリカの9つの病院群の診療録データを網羅的に収集して、ワクチン接種の有無や接種日、病院の受診の有無、診断名などを記録したものです。VSDはVAERSと違って能動的に情報を取得しており、報告漏れや過剰報告のリスクが低いという利点があります。そして何より、ワクチン非接種者のデータがあるため、**接種者と非接種者で病気の発生頻度が比較できることが強みです。**VSDはVAERSと比較して解析にかかる時間が長く、通常数か月から数年後まで結果がわからないという弱点こそありますが、新型コロナワクチンに関しては速報で解析結果を公表しています。

3つ目のシステムは、「**CISA**（予防接種の安全性評価に関する臨床ネットワーク）」です。これは、CDCの専門家による医師のためのワクチンの相談窓口のようなものです。

ある病院でワクチン接種後の体調不良が起きた時に、医師はCISAを通じて専門家に相談し、治療のアドバイスなどを受けることが可能です。もしCISAに特定の病気の報告が相次いだ場合には、VAERSやVSDを用いて、ワクチンとの因果関係が調べられます。

アメリカでは、このような3つのシステムを用いて、ワクチン接種後に特定の病気が増えていないかということを常に調べています。こうした評価の結果、2021年10月時点で、アメリカでは新型コロナワクチンが4億回以上、接種されていますが[*52]、**mRNAワクチンが原因で亡くなったという根拠のある事例はまだないと報告されています。**

日本でも、VAERSに相当する「副反応疑い報告制度」により、市販後もワクチンの安全性が評価されています。アメリカのシステムと違って、VAERSを用いた自然発生率との比較やVSDを用いた非接種者における頻度との比較は行われていませんが、報告された事例は専門家が一例ずつ検証して、ワクチンとの因果関係を評価しています。

一方で、厚生労働省の発表資料では、ワクチン接種後の死亡事例のほとんどは「因果関係が評価不能」と判定されています。この表現はとてもわかりにくく、不安に感じる人が多いのは当然でしょう。しかし、「評価不能」とは「評価していない」という意味ではなく、**専門家が十分評価した上で、ワクチンが原因とは言えないと判断したという意味**なのです。

このように、日本でも2021年10月時点で、ワクチン接種が原因で起こった病気が元で死亡したと判断されている報告はなく、**ワクチンが原因で多くの方が亡くなっているという情報は明らかに誤り**です。

## ワクチンを打つと自分の遺伝子が組み換えられる？

「ワクチンを打つと自分の遺伝子が組み換えられる」という誤解も非常に多く見られます。ここまで明確に言語化されていない場合でも、「新しい仕組みのワクチンなので何が起こるかわからない」という漠然とした不安の中には、「遺伝子ワクチン」への不信感があることが多いのではないでしょうか。

実は、この可能性についてはほぼ完全に否定できるのです。ヒトの身体のタンパク質は、DNAを元にして作られます。具体的には、細胞の核の中にあるDNAからコピーを取って（転写）、mRNAの形にして核の外に持ち出し、細胞質と呼ばれる場所にあるリボソームという工場で、mRNAに書かれているとおりにタンパク質を作る（翻訳）のです。

このDNA→mRNA→タンパク質という流れは基本的に一方通行です。これは1958年にDNAの二重螺旋《らせん》構造を明らかにしたフランシス・クリックが提唱した概念で、「セントラルドグマ」と呼ばれます。「ドグマ」とは「宗教の教義」という意味で、基本的でかつ重要な概念だということです。このように、ファイザーやモデルナのmRNAワクチンをヒトの身体に投与しても、原則的にはmRNAからDNAを作ることはできないので、自分のDNAを書き換えることなんてできません。

ただ、「原則的には」という表現を見て、不安に思った方もおられると思います。実は、セントラルドグマは分子生物学の重要な基本原則ではありますが、ルールを破るウイルスの存在も知られています。代表選手は、エイズの原因になる「HIV（ヒト免疫不全ウイルス）」でしょう。HIVはRNAウイルスなのですが、「逆転写酵素」という特別な酵素を持っているため、RNAをDNAに変換できます。通常はDNA→RNAという方向に進むのに、RNA↓DNAと逆向きに進むので、逆転写酵素と呼ばれているわけです。

細胞質の中でウイルスのDNAが作られるだけならまだよいのですが、HIVは作ったDNAを細胞の核の中に侵入させるタンパク質や、核の中に入ったウイルスのDNAをヒトのDNAに組み込むための酵素まで持っているため、ヒトのDNAにウイルス由来のD

NAを組み込むことが可能です。

しかし、これはあくまでHIVなど一部のウイルスで起こる特殊な現象であり、コロナウイルスが同様のことを起こすことができるわけでは決してありません。ましてや、mRNAワクチンに逆転写酵素などを入れて同時に注射しているわけではないので、mRNAはDNAにはなりません。また、万が一、DNAになったとしても、核内に入るためのタンパク質もありませんし、核内に入ってもヒトのDNAに組み込むための酵素もありません。このように、二重三重の防護壁があるため、**mRNAワクチンを接種してもヒトの遺伝子が組み換えられる心配はありません。**

また、これに関連して**「長期的に安全性は未知数」**というミスリーディングな意見も多数見られました。例えば、2021年1月20日には、『デイリー新潮』が「コロナワクチンを『絶対に打ちたくない』と医師が言うワケ　感染予防効果はなし」というタイトルの記事を掲載しました。記事の中では、**「mRNAが半永久的に体に残る」**と主張する医師の説明が取り上げられています。

この記事を読んで、「注射されたmRNAは体内に半永久的に残るかもしれずそれがどう影響するのか誰にもわからない」「重篤化するリスクの高い人々のみ打つワクチンなのではないか？」という不安がTwitter上で飛び交いました。

　この記事の中で「絶対に打ちたくない」と答えた医師は、もともと『がん検診は、受けた人のほうが早死にする』『信じてはいけない医者　飲んではいけない薬　やってはいけない健康法』といった誤解を生む本を多数出版していました。この医師の意見が、すべての医師の総意であるかのようにミスリードしたタイトルはかなり悪質に感じました。

　これに対して、『天久鷹央《あめくたかお》の推理カルテ』シリーズや『仮面病棟』などのベストセラーを数多く出している、ミステリー作家で医師の**知念実希人《ちねんみきと》先生が猛抗議を行いました**。記事の正式な撤回と謝罪文の紙面掲載、そして専門家の監修を受けたワクチンの正しい特集がなされない限り、新潮社から天久シリーズの新刊を刊行しないと発表したのです。新潮社はこの記事を削除した上で、のちに知念先生と、現大阪大学大学院医学系研究科・医学部感染制御学講座の教授で政府広報にも携わる**忽那賢志《くつなさとし》先生の対談を掲載**し、正確な情報の普及に貢献しました。

　さて、長期的な安全性は未知数というのは本当なのでしょうか。たしかに、ファイザーやモデルナのmRNAワクチンは２０２０年７月に第３相試験が開始されたので、この原稿を書いている時点では、最長でも約１年の観察期間しかありません。接種した人が５年後

10年後にどうなっているのかを確認する術《すべ》がないのは事実でしょう。

しかし、そもそも、**これまでにワクチン接種が原因で起きた副反応は、[*53]ほぼすべてが接種後6～8週間以内に起こっている**ことがわかっているのです。これはＦＤＡが承認審査の時点で、（中央値で）2か月の観察期間を終えていることを条件とした根拠の1つになっています。つまり、これまでの経験から、**ワクチンが原因で2か月を超えてから急に異変が起こるとは極めて考えにくい**と言えるでしょう。

また、**mRNAワクチンはたったの数回しか接種せず、身体の中ですぐ分解されることも重要**です。そもそも、ファイザーやモデルナのワクチンは、マイナス20℃という超低温で保存する必要がありますが、これは、mRNAという物質が非常に脆《もろ》く、特殊な環境下でなければすぐに壊れてしまうことが主な理由です。

実際、mRNAワクチンを接種すると、接種後数十秒から数日以内にワクチンの成分は分解されると考えられています。また、mRNAワクチンを接種したことで作られるスパイクタンパク質についても、[*54]**長く体内に留まっても数週間**と考えられています。ワクチンの成分や作られるタンパク質が長期に渡って残存するわけではないことも、長期的な副反応が考えにくいという大きな理由です。

このように、mRNAワクチンを接種したあとに、数年経って突然何かの病気が発生するという懸念はほとんどありません。もし万が一、これまでのワクチンとは違ってmRNAワクチンだからこそ何か特別なことが起きるとすれば、ヒトのDNAに組み込まれること以外にはあり得ないのではないかと思います。しかし、前述のとおり、**mRNAワクチンの成分をヒトのDNAに組み込むような仕組みは存在しない**ため、長期的な副反応が起こる可能性は極めて低いと言えるでしょう。

## 研究で接種したマウスはすべて2年後に死んだ？

このほかにも、「研究で接種したマウスはすべて2年後に死んだ」、「治験中・未承認のワクチンであり安全性は担保されていない」、「ワクチンを打つと周囲の人が病気になる」、「打った腕に磁石がくっつく」、「5Gに接続される」など、新型コロナワクチンに関する誤情報・偽情報には枚挙《まいきょ》に暇《いとま》がありません。

「研究で接種したマウスはすべて2年後に死んだ」という誤情報は、2021年4月頃に広がりました。しかし、そもそも実験用のマウスは平均寿命が2年程度であり、「天寿を全うしたのでは？」という批判が話題になりました。その後になって「mRNAワクチンの実験に使われた猫が2年後に死んだ」という情報が流れるようになりましたが、新型コロナワクチンの動物実験で猫は使われておらず、これも一見奇妙な誤情報です。しかし、実は過去に「猫[*55]コロナウイルス」のワクチン開発において、ワクチンを接種した猫で「抗体依存性感染増強現象」が起きたため、ワクチンを接種していない猫よりも早く死んでしまったという研究は存在します。おそらくこの情報がオリジナルであり、さまざまな改造が行われた結果、まったく辻褄《つじつま》が合わない誤情報になってしまったのではないかと思います。このように、**ウイルスだけではなくデマも変異する**のです。

　ちなみに、抗体依存性感染増強現象とは、ワクチン接種や自然感染などによって**「できの悪い」抗体が作られてしまう現象**です。抗体がウイルスの働きを邪魔するのではなく、逆に細胞の中に入り込むのを助けてしまい、症状が悪化してしまうのです。過去にはSARSやMERSのワクチンで起きてしまったため開発が中止されたり、2016～2017年にはフィリピンで「デング熱」というウイルス感染症のワクチンでこの副反応が起こり、公的接種が中止されたこともありました。

この失敗を繰り返さないために、新型コロナワクチンの開発では、ワクチンを接種した人に感染を防ぐ能力のある「できの良い」抗体（中和抗体）ができていること、2種類のリンパ球の反応のバランスが取れていること（リンパ球のバランスが悪いことが抗体依存性感染増強現象のリスクと関係していると考えられています）、そして動物実験で抗体依存性感染増強現象が起きていないことなどを確認することが条件になっています。

ちなみに2021年10月現在、**新型コロナワクチンを接種した人に抗体依存性感染増強現象が起きたということは確認されていません。**数多くの研究で、ワクチン接種者は未接種者よりも圧倒的に重症化リスクが低いことが示されています。[*10、*11、*17]

また、「治験中・未承認のワクチンであり安全性が担保されていない」という情報もミスリーディングであり、注意が必要でしょう。実は、ファイザーやモデルナのmRNAワクチンで、治験が続けられているということ自体は事実です。しかし、このことは「安全性が未確認」ということを意味しません。日本は国内ワクチンの開発において、薬事申請を行うために求められる安全性の観察期間は、不活化ワクチンで2週間、生ワクチンで4週間が目安とされています。[*56] アメリカでは、新型コロナワクチンは最低2か月間の観察期間を設定することがFDAの申請要件となりました。[*57] 2021年現在、日本で使われているワクチンはすべてこの条件を満たしています。これらは必ずしも絶対的な基準ではありませんが、**ワクチンの副反応は、ほぼすべてが6～8週間以内に起こることを考慮すると、妥当な期間である**と考えられます。

一方で、より長期的な有効性と安全性を評価できるように、ファイザーのワクチンは2023年1月、モデルナのワクチンは2022年10月まで観察を続ける予定にしています。ワクチンが承認されたあとにも安全性が評価されるというのは珍しいことではなく、特例で性急な審査が行われたような解釈はミスリーディングです。

また「ワクチンを打つと周囲の人が病気になる」、「打った腕に磁石がくっつく」、「5Gに接続される」といった情報は明らかにおかしいとわかります。mRNAワクチンは生ワクチンと違って原理的に感染する確率は0％なので、ワクチンを打つことで病気にかかり、それを他人にうつしてしまうということはあり得ません。また、ワクチンを打った私の腕には磁石がつきませんし、私は（残念ながら私の携帯も）まだ5Gには接続されていないようです。しかし、世の中にはこのような情報を信じてしまう人もいるのです。

2021年5月、イギリスとアメリカに拠点を置く「CCDH（Center for Countering Digital Hate）」という非営利NGOは、『The Disinformation Dozen（1ダースの偽情報）』

というタイトルの報告書を公開しました。彼らは、2021年2月1日から3月16日までにFacebookやTwitterで約81万回投稿された新型コロナワクチンに関する偽情報の65％は、**わずか12のアカウントから発信された**ことを突き止めたのです。この12人の中には、ハンク・アーロン氏の死亡に関するデマを発信したロバート・F・ケネディ・ジュニア氏も含まれています。またCCDHは別の報告書で、**「反ワクチン業界は少なくとも年間約40億円以上の売上を挙げている」**ことを指摘しています。講演会を開いたり、本を書いたり、「免疫力を高める」といって食品やサプリを売ったりと、その手法はさまざまですが、**金儲けのために偽情報を流している人がいる**わけです。

普段私たちがSNSで目にする誤情報や偽情報は、実は**ほんのわずかな人たちの手によって作られたものである**ということは知っておいてほしいと思います。

そして、こうした情報の拡散に手を貸してしまわないようにしていただきたいのです。FacebookでシェアしたりTwitterでリツイートしたりするまえに、情報源は信頼できるか、厚生労働省などの公的機関の情報と真逆のことを言っていないかなどを確認することで、誤情報・偽情報の連鎖を止めることができるのです。

第2章

\みんなで知ろう！/

# HPV ワクチン

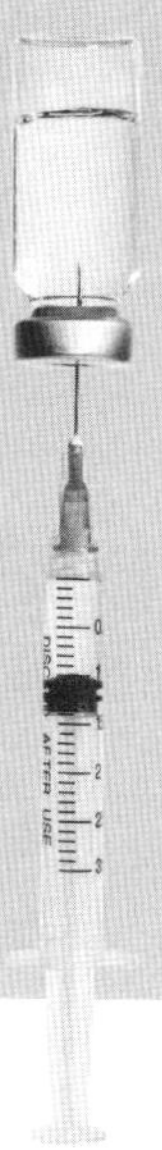

## ヒトと共生《きょうせい》する巧みなウイルス

本章では「HPVワクチン」について一緒に学んでいきましょう。

HPV（ヒトパピローマウイルス）は、広く脊椎《せきつい》動物に感染するパピローマウイルス科の中で、ヒトに感染するウイルスを指します。HPVはヒトが東アフリカで現生種として成立して以来、ヒトの中で感染・繁栄しており、**非常に成功したウイルスである**と言えるでしょう。ヒトからヒトへの感染を繰り返し続け、すべてのヒトがHPVに感染している〝パンデミック〟の状態が、はるか昔からずっと続いているのです。

HPVは、新型コロナウイルスのように急性の感染症を引き起こすウイルスとは、生活のスタイルが大きく異なります。新型コロナウイルスは、大量の子孫を産生しながら次の標的に感染し、数週間のうちに免疫システムに認識され、治癒・排除されます。一方、HPVは、数か月から数年間、時には生涯に渡って感染を維持する**「持続感染」**が特徴として挙げられます。感染した細胞を破壊したり、大量のウイルスを体内に放出する「ウイルス血症」を起こしたりもしません。このため、身体の中で炎症を引き起こすことがなく、

**免疫細胞を刺激しにくいという特徴があります。**自分の棲《す》み家となるヒトとむやみに争ったり、負担をかけたりするような症状を出さないこと、ヒトの免疫システムから上手に隠れることが、HPVの生存戦略における成功の秘訣なわけです。

また、HPVには300以上の「型」があることが知られており、それぞれ特徴が異なります。多くの型のHPVは、健康なヒトに対して病原性がありません。一部の型は手足や顔、性器などの皮膚に、パピローマ（乳頭腫《にゅうとうしゅ》）という良性の**イボ**を作ることが知られています。良性ではありますが、なかなか治りにくかったり、再発しやすいため、できた場所によっては大きな問題となります。しかし、一番の問題は、特定の型のHPVに感染すると、**その感染病変が時に「がん」へと進行する**ことです。

具体的には、HPVの感染が女性に特有の子宮頸がんや、男性に多い中咽頭がんを引き起こし、頻度は稀ですが陰茎《いんけい》がんや膣《ちつ》がん、外陰《がいいん》がん、肛門がんなど、いくつかの種類の「がん」の原因となることがわかっています。

HPVが子宮頸がんの原因とされるよりもまえから、**子宮頸がんは性交渉に伴う感染が原因ではないか**と考えられていました。ヘルペスウイルスの一種である「エプスタイン・バール・ウイルス（EBV）」がヒトにおける腫瘍ウイルスとして認識されていたこと、子宮頸がんの患者の多くがヘルペスウイルスに感染していたことから、子宮頸がんもヘルペスウイルスが原因になっているのではないかと疑われていたのです。

そんな中、１９７６年ドイツのウイルス学者ハラルド・ツア・ハウゼン博士は、良性のＨＰＶ感染症である「尖圭《せんけい》コンジローマ」がごく稀にヒト性器がんに進行することから、**「ＨＰＶが子宮頸がんの原因となるのではないか」**という仮説を発表しました。しかし、偶然同時に発表された、「ヘルペスウイルスが子宮頸がんから検出された」というほかのグループの研究のほうが注目され（あとで間違っていたことがわかりました）、発表当初は学会ではまったく受け入れられませんでした。ツア・ハウゼン博士は発表を終えて相当落ち込んだそうですが、フィラデルフィアの学会会場の夜景を見て、自分の仮説が正しいことを証明しようと、決意を新たにしたと述懐しています。

子宮頸がんウイルス発がん説の問題点は、子宮頸がんの組織からウイルスが発見されないことでした。尖圭コンジローマにはＨＰＶのウイルス粒子がたくさん見つかるのですが、子宮頸がんからはウイルス粒子が見つけられないのです。博士は、これはウイルスの量が少ないからだと考えました。このため、当時の最新の分子生物学的手法を用いて、直接ウイルスを探すのではなく、ウイルスＤＮＡの検出を試みることにしたのです。

この手法は、患者から取り出した組織の中にある、ウイルスのDNA配列を検出できるというものです。ツア・ハウゼン博士は、尖圭コンジローマから発見された『6型』のHPVが子宮頸がんの原因であると仮説を立て、子宮頸がんの患者の組織からHPV6型の検出を試みます。しかし、HPV6型のDNAは、子宮頸がんのサンプルからは検出されませんでした。それでも諦めなかったツア・ハウゼン博士は、「**今までに知られていない新しいHPVが原因になっているのではないか**」と考えました。しかし、〝未知のHPV〟のDNAなんてどのように発見したらいいのでしょうか?

ちょうど同時期、アメリカのウイルス学者ピーター・ハウリー博士が、既知のDNA配列に似ているけれども、少し配列の違うDNAを検出する方法を発表します。これを聞いたツア・ハウゼン博士は、さっそくHPVにも試してみることにしました。

まず、再発性気道乳頭腫症という気道にイボができる病気から、『6型』に似ている『11型』のHPVを発見します。そして1982年になって、**ついに『11型』に似ている新しいHPVを、子宮頸がんの組織から発見したのです。**

のちに『16型』のHPVとして知られるこの新型HPVは、6割の子宮頸がんから検出されること、良性のイボからは検出されないことが大きな特徴です。さらに詳しく調べていくことで、新しい『18型』のＨＰＶも子宮頸がんに関与していることがわかりました。ツア・ハウゼン博士の発見以降、無数の科学者が研究を続け、ＨＰＶ感染が子宮頸がんを起こすメカニズムが詳しく解明されることになりました。

16型や18型のように、「がん」の原因となる型のＨＰＶのことを、「**ハイリスクＨＰＶ**」と呼びます。現在、[*1]全部で14種類のハイリスクＨＰＶがあることが知られていますが、多くのがんの原因になるのは、ツア・ハウゼン博士が最初に見つけたこの2つの型です。

## 「がん」を防ぐワクチンの開発

ツア・ハウゼン博士は、１９８６年にはＨＰＶ感染を予防することで子宮頸がんを防ぐ「ＨＰＶワクチン」を作るという構想を持っていました。しかし、多くの女性がＨＰＶに感染しているのに、子宮頸がんになるのはごく一部であることから、ワクチンの有効性はあまり理解されませんでした。

さらに、ツア・ハウゼン博士が発見に対して特許を取らなかったために、製薬会社に「収益化できないのではないか」とワクチンの開発を拒否されました。

もう1つ技術的な問題もありました。HPVは、ウイルス粒子を構成する「部品」に対する抗体を作っても、その抗体はウイルスを中和する作用がないということでした。これは、新型コロナウイルスがスパイクタンパク質という「部品」の抗体を作ればよいことと対照的です。

HPVは、サッカーボールのような形をしています。これをバラバラにして、五角形の部品だけを注射してもダメなのです。五角形の部品そのものに対する抗体はできるのですが、ウイルス全体を中和する抗体を作れません。そうではなくて、**ウイルスの立体的な構造を維持したワクチンを作る必要があった**のです。ウイルスの構造を維持したワクチンといえば「不活化ワクチン」が有名ですが、HPVは試験管の中で大量に培養する方法がないため、不活化ワクチンを作ることも不可能でした。

この課題をクリアしたのは、オーストラリアの免疫学者であるイアン・フレーザーとジアン・ツーでした。彼らは1990年代に、HPVの外側の層のタンパク質を作り、適切な条件を設定すると、勝手にウイルスに似た形にタンパク質が集まってくることに気づきました。これを「**ウイルス〝様《よう》〟粒子**」といいます。つまり、ウイルスの成分を抽出して

HPVの外殻のタンパク質

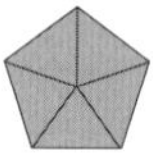

HPVの外殻のタンパク質をそのまま投与してもウイルスを中和する抗体は作られない

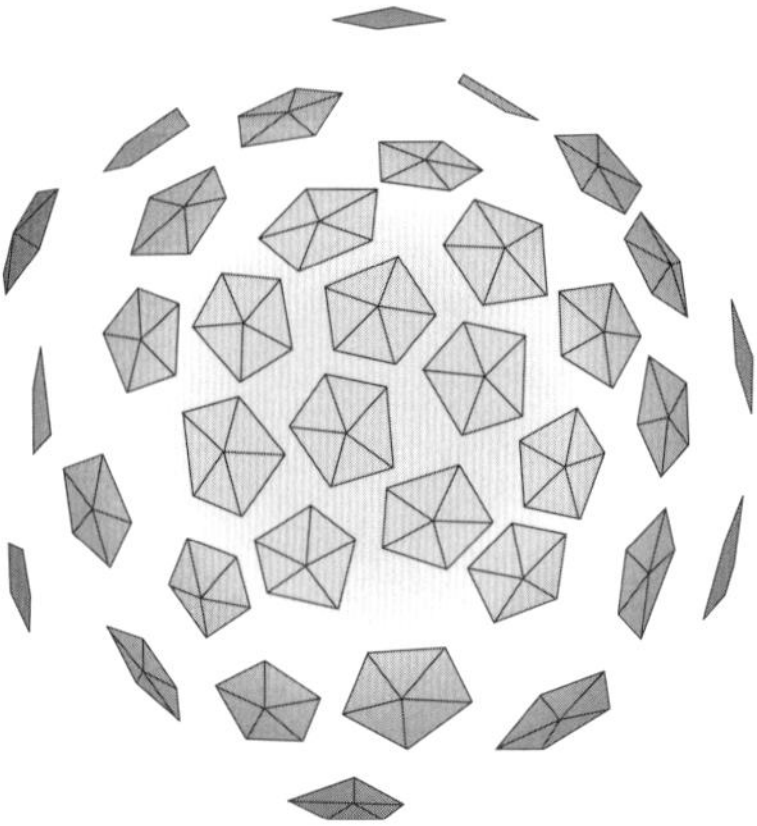

適切な条件下で精製すると、タンパク質が自ら集まり、「ウイルス様粒子」を形成する

ウイルス様粒子

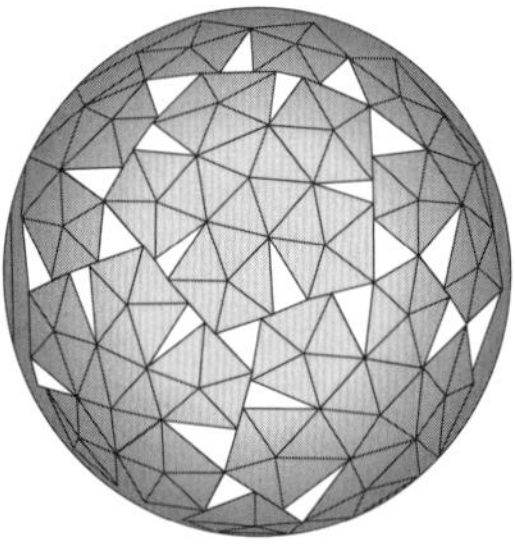

ウイルス様粒子をワクチンとして投与するとウイルスを中和する抗体が作られる

精製する「組換えタンパクワクチン」の作り方を工夫することで、ウイルス粒子の立体構造が作られるということに気づいたのです。HPVの「殻」だけを大量に作り、中のDNAを含まない状態にしてヒトに投与することで、感染のリスクなしにウイルスを倒す免疫を手に入れるという考え方です。

HPVは一度感染してしまうと、ワクチンで誘導される免疫が標的にできる場所ではウイルス粒子を産生せず、巧妙に免疫から隠れてしまいます。そのため、感染した細胞自体をワクチンで誘導される免疫でどうにかすることはできません。

しかし、感染するまえから抗体を持っていれば、居ついてしまうまえに退治できるのです。これが、**「一番の感染機会である性交渉を開始する前にHPVワクチンを接種すべきである」**ことの、強い根拠になっています。

フレーザー博士らは子宮頸がんの原因となる16型、18型の2つのハイリスクHPVと、尖圭コンジローマの原因となる6型、11型の2つのローリスクHPVのウイルス様粒子を含んだ、**「4価HPVワクチン」を精製することに成功**し、2006年にアメリカで薬事承認されました。ほぼ同時期に、別の製薬企業が16型と18型のみを対象とした**「2価HPVワクチン」**を開発すると、さらに2014年には、4価HPVワクチンがターゲットにしている型に加えて、31、33、45、52、58という5つのハイリスクHPVを予防できる**「9価HPVワクチン」**が作られました。

人類に多大な負担をかけている子宮頸がんの根絶につながる一連の研究は、紛れもなく20世紀のウイルス学における偉大な成果の1つです。そのきっかけとなった、子宮頸がん組織からHPVを発見したツア・ハウゼン博士は、**2008年にノーベル医学生理学賞を受賞しています**。

## HPV感染症と「がん」の関係

ここまで、HPVワクチンの開発の歴史を振り返ってきました。ここからは、HPVと「がん」との関係をもう少し詳しく解説していきましょう。

HPVは、子宮頸がんだけではなく、中咽頭がん、肛門がん、膣がん、外陰がん、陰茎がんなど**さまざまながんの原因になると書きました**。ご存じかと思いますが、膣がんと外陰がんは女性だけ、陰茎がんは男性にしか発症しません。中咽頭がんは喫煙や飲酒などもリスクで、実は男性のほうが女性よりも2～4倍多く、肛門がんも肛門性交をする男性の同性愛者に多い傾向があります。これらのＨＰＶが原因と考えられているがんのことを「ＨＰＶ関連がん」と呼びます。

「感染症ががんを引き起こす」と言うと少し意外に思われるかもしれませんね。しかし、胃がんはピロリ菌が原因になりますし、肝臓がんはＢ型肝炎ウイルスやＣ型肝炎ウイルスに感染したあと、肝硬変から移行します。中でも、ＨＰＶは非常に多くのがんの原因になっていると考えられており、[*2]ＨＰＶ関連がんはすべてのがんのおよそ４・５％もの割合を占めるのです。

世界では、**男性もＨＰＶワクチンを接種するのが当たり前になりつつあります。**これは、大きく分けて３つのメリットがあるからです。

１つ目は、前述のとおり、中咽頭がんや肛門がん、陰茎がんなど、「**男性のがんを防ぐ**」こと。２つ目は、特に４価と９価のＨＰＶワクチンは６型と11型という２種類のローリスクＨＰＶをカバーしており、これが引き起こす「**尖圭コンジローマという性感染症を防ぐ**」こと。そして、最後に「**男女問わず接種者が増えることでその集団内でＨＰＶの感染が減少するため、男性女性両方のＨＰＶ関連がんのリスクを減らすことができる**」ことです。

これらの考え方は、新型コロナウイルス感染症で市民権を得た「集団免疫」に他なりません。日本でも、2020年に男性の肛門がんの予防としての適応が通りました。ただし、2021年現在、男性は定期接種の対象にはなっていないので、接種費用は自費になってしまいます。

一方、子宮頸がんは、いくつかの理由でほかのHPV関連がんと異なる、少し特別ながんです。1つ目は、[*3]**「子宮頸がんは事実上すべてがHPV感染が原因である」**ということです。アメリカの統計では、各がんのうち、HPV関連がんの占める割合は、中咽頭がんでおよそ70%、肛門がんで90%、陰茎がんで60%、膣がんで75%、外陰がんで70%と報告されており、どれもHPV感染だけが原因というわけではありません。しかし、**子宮頸がんだけは、理論的にはHPV感染さえ防いでやれば撲滅できる**と考えられます。

2つ目は、子宮頸がんでは、子宮頸部《けいぶ》異形成《いけいせい》という「がんの前段階の病変（＝前がん病変）」を見つけて、治療する方法が確立されていることです。子宮頸がんは、性交渉によって子宮の入り口（＝子宮頸部）の細胞にハイリスクHPVが感染することから始まります。感染してすぐにがんになるわけではなく、多くの人は一過性の感染病変を形成したあとに免疫を獲得して治癒します。しかし、10人に1人ぐらいの割合で、感染病変が持続することになります。

治療戦略は年齢や妊娠希望などにもよりますが、病変がなかなか治らなかったり、がんの一歩手前の状態にまで進行してしまうと、治療を行うことが多いです。子宮頸がんになると初期を除いて子宮を摘出する手術が必要になりますが、前がん病変では円錐切除術《えんすいせつじょじゅつ》といって、子宮の入り口を円錐状に切り取る手術に留めることがほとんどです。

このように、**子宮頸がんは検診で異常を早期に発見することで、がんに進行する前の段階で治療するという戦略を取ることが可能です。**しかし、日本では20歳以上の女性には2年に1回の定期的な子宮頸がん検診が勧められているにもかかわらず、[*4]その受診率は約43・7%と先進国の中でかなり低い割合に留まってしまっています。

3つ目は、**ほかのがんに比べて圧倒的に若い世代で発症するということです。**[*5]中咽頭がんや肛門がんなどの発症のピークは60代以降ですが、日本では20〜30代の若い女性の子宮頸がんが増えてきており、[*6]発症のピークはなんと30代後半、「高度異形成」という前がん病変のピークは20代後半です。つまり、子宮頸がんは妊娠や出産、育児、キャリアへの影響が非常に大きいがんであり、高齢者が発症の中心であるがんとは負担の程度が大きく違うということです。こうした特徴こそが、**HPVワクチンはまず女性に優先して接種すべ**

**きである理由です。**

日本では、ＨＰＶワクチンは小６〜高１相当の女子が無料で接種可能です。一方、世界ではオーストラリア（２００６年）、アメリカ（２００９年）、カナダ（２０１０年）の順番で、ＨＰＶワクチンを男性にも接種することが認められました。費用対効果に厳しいイギリスでは、女性にしかＨＰＶワクチンの公的助成が認められていませんでしたが、これが「男性差別である」と問題視する運動に発展し、２０１９年になって男性への接種も認められました。

しかし、新型コロナワクチンと同じように、ＨＰＶワクチンも実はずっと品薄の状態が続いているのです。ＷＨＯは、先進国の男性接種を進める動きがワクチン不足に拍車をかけるとして、**途上国の女性にＨＰＶワクチンが行き渡るまで、男性への接種を控えるように勧告を出す事態になった**のです[*7]。定期接種対象年齢の女性すら打ちたがる人の少ない日本とは、大きく状況が異なります。

さて、これまでのほとんどの研究では、ＨＰＶワクチンが子宮頸部のＨＰＶ感染を防いだり、前がん病変の発生を防いだりする効果を調べていました。これは、10代前半でワクチンを打ってから、30代や40代で発症するがんを防ぐ効果を確認するには、それなりに時間がかかるからです。前がん病変を防ぐ効果は非常に高く、16[*8]型や18型などのハイリスクHPVに感染していない状態で接種すると、これらの型による前がん病変をなんと約99%防ぐという研究結果が出ています。

これに加えて、2020年[*9]にはスウェーデンから、4価のHPVワクチンが30歳までにかかる子宮頸がんのリスクを約63%減少させるという研究結果が報告されました。特に、17歳までに接種すると、子宮頸がんのリスクを約88%低下させることもわかり、性交渉を始めるまえに接種することの重要性が確認されてきています。

このように、HPVワクチンにより悪性度の高い型の感染を防ぎ、ワクチンが効かない型には定期的な子宮頸がん検診でがんになるまえに治療を行うことで、**若い女性に多大な負担をかける子宮頸がんを撲滅できるのではないかと期待されています。**実際[*10]、男女共にHPVワクチンの接種率が高く、子宮頸がん検診の受診率も高いオーストラリアでは、2028年には子宮頸がんは10万人あたり4人以下と**かなり珍しいがんになる**と予測されていて、決して不可能なことではありません。

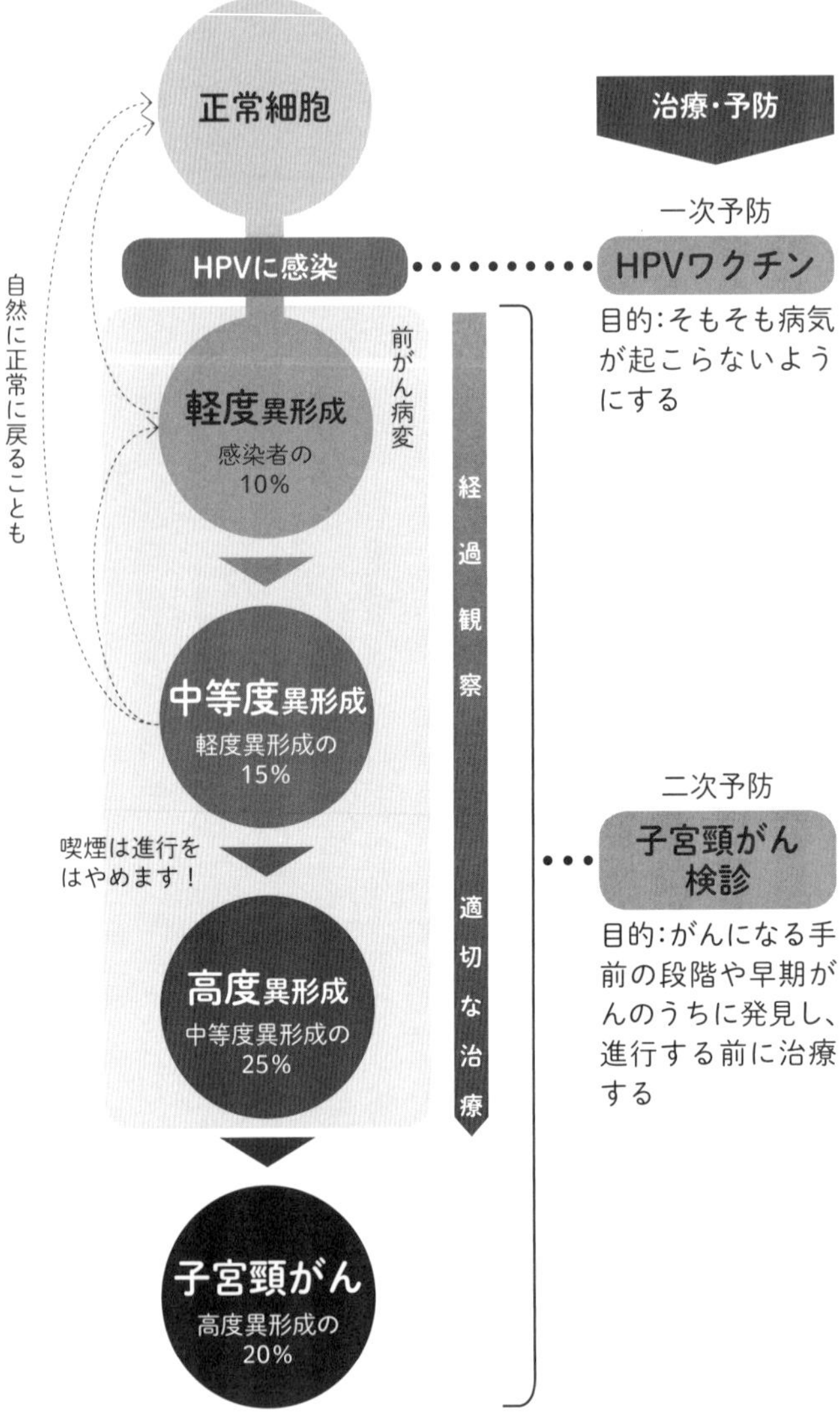
正常細胞
HPVに感染
軽度異形成
感染者の
10%
中等度異形成
軽度異形成の
15%
高度異形成
中等度異形成の
25%
子宮頸がん
高度異形成の
20%
自然に正常に戻ることも
前がん病変
喫煙は進行をはやめます！
経過観察
適切な治療
治療・予防
一次予防
HPVワクチン
目的:そもそも病気が起こらないようにする
二次予防
子宮頸がん検診
目的:がんになる手前の段階や早期がんのうちに発見し、進行する前に治療する

## 史上最大のワクチン危機の始まり

　これだけ世界で広く受け入れられ必要とされているHPVワクチンが、なぜ日本でだけほとんど打たれなくなってしまったのでしょうか？　ここからは、HPVワクチンを巡るさまざまな問題の経緯を解説していきましょう。

　日本では、HPVワクチンは**「若い女性が自分の健康を守る」**という文脈の中で認知が広がっていきました。2009年6月に発足した「リボンムーブメント」はその代表的な存在でした。この団体は、乳がんの啓発に関心を持った女子大生たちが、がんについて勉強する中で、20代の女性に増えている子宮頸がん啓発の重要性に気づいたのが始まりです。

　彼女たちは、がん教育の実施や検診受診率の向上、そして**HPVワクチンの普及**を目標に掲げました。リボンムーブメントは、医療従事者や厚生労働省が行う啓発活動ではなく、女子大生が自分たちの目線で健康について話をするという点で、画期的な活動でした。大学でのイベントを主催したり、東京都の子宮頸がん啓発ポスターを監修したり、アパレル企業とチャリティー活動を行い、メンバーがデザインしたTシャツを配布したりと、幅広い取り組みを行いました。

この活動はテレビや新聞など非常に多くのメディアにたびたび取り上げられ、**HPVワクチンは「子宮頸がんワクチン」という名称で急速に世間に知られるようになっていきました。**私の友人で子宮頸がんを専門にする産婦人科医は、この時に作られたTシャツを今でも大切に保管しています。

芸能人を起用したCMも流れ、イベントも多数行われました。例えば、タレントの相武《あいぶ》紗季《さき》さんが保健の先生の役で「〝しきゅう〟のお知らせです」と言って、検診とワクチンの重要性を訴えるテレビCMが放送されたことを、覚えている人もいるかもしれません。モデルの冨永愛《とみながあい》さんを起用したトークショーや、東京ドームでキティちゃんが検診受診とワクチン接種を呼びかけるイベントなども行われました。

こうした大きな流れの中で、日本でも2009年10月に2価HPVワクチン、2011年7月に4価HPVワクチンが薬事承認されました。

最初に反応したのは、友人を子宮頸がんで亡くした新潟県魚沼《うおぬま》市の大平悦子《おおだいらえつこ》市長（当時）でした。魚沼市は2009年12月にHPVワクチンの全額公費助成を決め、全国の自治体にも急速に公費助成を認める決定が広まりました。

2010年5月には栃木県大田原市《おおたわら》で小学6年生に対する学校での集団接種が行われ、約98・5％が接種を希望したとされています。2010年10月には補正予算により「子宮頸がん等ワクチン接種緊急促進事業」が実施され、HPVワクチンは対象年齢の女性に原則無料で接種できるようになりました。

続く2011年にはHPVワクチンの数が足りなくなったことが問題になり、厚生労働省は製薬会社に供給量の増加を求めます。こうした社会的な活動が進む中、2013年4月には「予防接種法」に基づき、国の中で最も重要なワクチンの1つである定期接種のA類疾病に位置づけられることになりました。厚生労働省のホームページには、「A類疾病の予防接種は、誰もが受けるべき予防接種です」と書かれていますが、この制度上の位置づけは、今日に至るまで実は一度も変わっていません。[*11]

この時にワクチンを最も強く推進した政党は公明党でした。2008年10月には浜四津《はまよつ》敏子《としこ》代表代行（当時）が参院予算委員会でHPVワクチンの早期承認を要請しており、2013年2月には松《まつ》あきら副代表（当時）がリボンムーブメントと参議院会館で面会しています。[*12]同年4月2日の公明新聞には、「公明党はワクチン・ギャップの解消を訴え、3ワクチン（HPVワクチンと同時に定期接種化されたヒブワクチンと小児肺炎球菌ワクチンのこと）の国内早期承認と予防接種法の改正を主張」してきたと書かれています。

このように、HPVワクチンの推進は、**子宮頸がんの当事者である女性たちが、力強く権利を勝ち取っていった運動**だと評価できると思います。

しかし、HPVワクチンに対する強い期待は、わずか3か月で一変します。朝日新聞が報じた1つの記事を皮切りに、各メディアが一斉に安全性に対する懸念を表明し、一気にHPVワクチンに対する信頼が揺らぐのです。そして、こうした推進運動の盛り上がりは、「拙速《せっそく》な承認」や「国や医師と製薬会社の癒着《ゆちゃく》」という言葉で、すべてが批判の対象になりました。

まず2013年3月8日に、朝日新聞が**「子宮頸がんワクチン中学生が重い副反応」**というタイトルの記事を出しました。記事では、東京の女子中学生が2価HPVワクチンを接種したあとに、腕がしびれて痛みが出現、脚や背中にも痛みが広がり、計算能力も低下するなどの症状が出たことが書かれています。このことが区議会で議論され、「接種の副反応」と認めて補償する意向であるとも報じられました。

この記事では、厚生労働省の副反応疑い報告の件数を元に、「副反応の発生率はインフルエンザワクチンの10倍程度」と報じています。これは因果関係がないものも報告されるということを無視しており、**明らかに有害事象と副反応を混同しています。**

3月11日には、読売新聞が「女子中学生、子宮頸がん予防接種で副作用」というタイトルで後追い記事を出しています。これらの記事の影響は非常に大きく、ここからさまざまなメディアが「因果関係が明らかでない接種後の症状」を「副反応」として、こぞって報じるようになってしまったのです。

続く3月25日には「全国子宮頸がんワクチン被害者連絡会」が設立され、足のけいれんなどを映した動画を配布し、さらに多くのメディアが取り上げました。そして、4月8日に接種中止を求める嘆願書が、厚生労働大臣宛てに提出されます。

こうした状況の中で、6月14日に「第2回厚生科学審議会 予防接種・ワクチン分科会副反応検討部会」が開催されました。部会の中では、3月31日までに収集された重篤な「副反応報告」において、HPVワクチンを接種したあとに慢性の痛みが出現した人が33名おり、8例が未回復であることなどが報告されました。

しかし、こういった症状とHPVワクチンの接種との因果関係は証明されておらず、頻度としても稀であることから、「接種の勧奨を継続すべきである」という意見と、「副反応に関する情報提供ができるまで、積極的勧奨を一時差し控えるべきである」という意見が出ました。

　最終的には、積極的な勧奨継続の是非を問う投票が行われ、賛成が2票、反対が3票であったため、同日付けで都道府県知事宛てに「接種の積極的な勧奨とならないよう留意すること」とする勧告が行われました。

**「積極的な勧奨を差し控える」**という行政用語の意味するところは、当時から難解だという批判がかなりありました。これは、「対象年齢の女性であれば誰でも無料で打てる定期予防接種」からは除外せずに、自治体が各家庭に「接種をしたほうがいいですよ」とオススメする個別通知を送らないようにするということです。

　一方で、予防接種法に基づく「定期接種」ではあるため、市町村長は「勧奨」しなければなりません。要するにかなり矛盾する勧告になると言えるのですが、実際には自治体からの個別通知は中止されることとなりました。

　この積極的勧奨の中止を決めた副反応検討部会では、「ワクチンを中止すると受け止められないようにする」こと、そして「差し控えが長期に渡ることがないようにする」ことが議論されています。しかし、実質的には、**厚生労働省がHPVワクチンの危険性を認めたという風に解釈された**のです。そして、ここからHPVワクチンに関する問題は、長年続く泥沼状態に突入します。

## 誤解が誤解を呼ぶ悪循環に

　厚生労働省の「積極的な接種勧奨の差し控え」は、各メディアが取り上げ非常に大きなニュースになりました。**「危険なワクチンだと認定された」**という誤解があまりにも大きかったため、翌日には「副反応検討部会」の桃井眞里子《ももいまりこ》座長（当時）が「ワクチンの安全性に問題があるから積極的な勧奨を取り下げるのではなく、より安心して接種をしてもらうために情報を集める」と説明しましたが、すでにそんな曖昧《あいまい》な説明が理解されるような空気感ではなくなってしまっていました。

　2013年6月27日には、「子宮頸がんワクチン推進の急先鋒公明党副代表松あきら夫と製薬会社の蜜月」という『週刊文春』のスクープ記事が出ます。**「製薬会社を儲けさせるためワクチンを推進する」という説は、典型的なワクチン反対論の1つです。**この記事では2つの利害関係が面白おかしく取り上げられています。

1つ目は、公明党で最もHPVワクチンの定期接種化に尽力した松あきら氏の夫が、2価HPVワクチンを製造する『グラクソ・スミスクライン』の顧問弁護士であるということ。しかし、HPVワクチンの導入で松あきら氏が利益を得たという証拠は示されていません。2つ目は、「子宮頸がん征圧をめざす専門家会議」の今野良《こんのりょう》教授が、グラクソ・スミスクラインから研究費用などを受け取っているということ。今野教授は論文で適切に利益相反を開示しており、隠していたわけではまったくないのですが、不正行為のように書くのは難しくなかったのでしょう。

また、公明党と今野教授が裏でつながっているような表現も婉曲《えんきょく》的になされています。具体的には、副反応の疑いが話題になり始めた2013年4月13日の公明新聞で、今野教授が「子宮頸がんワクチンの成分によるものではありません」と発言していることが紹介されました。このようにして、**「医師と政治家が製薬会社と結託して危ないワクチンを持ち込んだ」**というイメージを植え付けられてしまったのです。

このままでは埒《らち》が明かないということで、2014年1月に副反応検討部会はHPVワクチン接種後の広範な疼痛《とうつう》や運動障害について病態の解明を試みます。具体的には、「神経学的疾患」「中毒」「免疫反応」「心身の反応」の4つに分類して、どれが一番確からしいかを専門家が議論しました。結論としては、このような多様な症状は神経学的疾患、中毒、免疫反応のいずれでも説明がつかないため、**「心身の反応である可能性が最も高い」**と判断されました。これは、医学的には一定の妥当性のある推論であり、おそらく正しかったのだと思います。

しかし、この議論は「あのかわいそうな少女たちの症状が気のせいだというのか」と、強烈な批判を受けることになります。例えば、東京新聞には「専門部会副作用否定か」「心の要因にしないで」「製薬会社よりの部会」という小見出しの見開き記事が掲載されました。[*13]

副反応検討部会はすべての症状が心身の反応で説明できると言ったわけでもなく、ましてや体調不良を経験した子たちがウソをついていると切り捨てたわけでもありません。心因性の身体症状というのは、実際に起こるものであり、起こった場合はとても辛いものです。

副反応検討部会の委員は、このことを否定したわけではありません。しかし、**「副反応に苦しむ女の子たちと過失を認めない国・製薬会社」**という安易な対立構造が作られ、特に厚生労働省は国民の怒りに晒《さら》され続けることになります。そして、ここから「HPVワクチン接種後の症状は心身の反応ではなくワクチンが原因である」という、逆説的な〝救いの手〟が少女たちに差し伸べられることになります。

2014年6月に東京医科大学医学総合研究所の西岡久寿樹《にしおかくすき》所長（当時）は「HPVワクチン関連神経免疫異常症候群」という概念を発表します。「HANS」と名づけられたこの疾患概念は、HPVワクチン接種後の全身疼痛や口内炎、記憶障害、関節炎、学力低下、自律神経障害、睡眠障害などのさまざまな症状が、HPVワクチンに含まれているアジュバント（効果を高める補助剤）によって起こる脳の炎症が原因であるという〝仮説〟です。しかし、このHANSの診断基準には、大きな問題点があります。まず、「HPVワクチン接種後の期間は限定しない」という部分です。第1章でもくわしく紹介したように、**「ワクチンの副反応は接種後6～8週以内に起こる」**ことが歴史的に知られています。しかし、HANS[*14]ではHPVワクチン接種から症状の出現までが平均194日と半年以上経過してから発症した例が多数含まれており、この知見が完全に無視されています。

もう1つ見逃してはいけないことは、HANSに関する疫学研究は、あくまで接種との時間的な前後関係を調べたものばかりで、**接種者と非接種者の頻度の比較が行われていないこと**です。接種者だけで起きているのか、非接種者でも同じ症状が見られるのかを調査せずに、しかも接種後の時間的な制限もないとなると、HPVワクチンを接種したあとに起きたあらゆることをワクチンのせいにできてしまいます。

次に、2015年7月になって、厚生労働省のHPVワクチン接種後の神経障害に関する研究班の代表であった信州大学医学部の池田修一《いけだしゅういち》教授（当時）が**「HPVワクチン接種後に体調不良が出た方の8割で共通の白血球型が見られた」**という旨の研究結果を発表します。7月4日にこれを毎日新聞が報じ、「やっぱり心身の反応は間違いだった！」という大きな反響を生みました。加えて、2016年3月には、池田氏はTBSのニュース番組で**「子宮頸がんワクチンを打ったマウスだけ、脳の海馬《かいば》・記憶の中枢に異常な抗体が沈着した」**という研究結果を報告したのです。

これらの研究は、朝日新聞、毎日新聞、読売新聞でも報じられました。そして、「HPVワクチンで脳に異常が起こるのではないか」「日本人にだけ神経障害が起こるのではないか」という2つの仮説が、一気に強い説得力を持ち始めたのです。

2016年1月には、NHKの『クローズアップ現代』で「〝副作用〟がわからない？～信頼できるワクチン行政とは～」という特集が組まれます。そこでフォーカスされたのは、当時、「全国子宮頸がんワクチン被害者連絡会」の事務局長を務めていた日野市議会議員の池田利恵《いけだとしえ》氏でした。ここで彼女は「どれほどの被害になっているかすら明らかになっていない」という主張を行い、行政の責任を問います。

池田利恵氏はのちに「新型コロナウイルスは存在しない」などのトンデモ発言を繰り返し、この会の事務局長を辞任し、自民党も除籍されました。さらに付け加えると、その後もノーマスクデモを主導したり、新型コロナワクチンを中止するよう国に嘆願書を出したりしている人物です。しかし、当時のＮＨＫには「ＨＰＶワクチンの副反応で苦しむ少女のために戦っている政治家」と映っていたようです。

こういった経緯を経て、２０１６年７月にＨＰＶワクチンの接種が原因で全身の痛みや記憶障害などが出たとして、63人の女性が国と製薬会社を相手に集団訴訟を行いました。当時の新聞報道を見返すと、たしかにＨＰＶワクチンが原因だと訴える原告側と、複数の研究で安全性は確立されていると反論する被告側の主張は、両方記載されてはいます。しかし、原告側が経験した症状や生活の変化についての詳細な記載がある一方で、具体的な研究結果やどのようにして安全性が確認されているかといった情報はほとんど記載されておらず、国や製薬会社側の主張は、説得力に欠けるような書きぶりになっているように感じます。

この結果、ＨＰＶワクチンの接種率は、１９９９年生まれの女性が約68・９％であったにもかかわらず、２０１３年に接種するはずだった２０００年生まれは約14・３％、２０

01年生まれは約1・6%、2002年生まれ以降はなんと1%未満にまで低下しました。
このようにして、HPVワクチンはその息の根を止められたのです。

## どうしても届かない専門家たちの声

そんな厳しい状況下において、最初にこの問題に反対の声をあげた専門家の1人は、神戸大学の岩田《いわた》健太郎《けんたろう》教授です。厚生労働省が積極的な接種の勧奨を差し控えた翌日の、2013年6月15日にご自身のブログで「HPVワクチンの積極的な勧奨の一時中止を評価する」と書いています。しかし、**「中止はあくまで数か月に留める必要があり、その間に因果関係を統計学的に調査すべきだ」**ということが主たる内容です。

これに加えて、岩田教授は「ワクチン接種のリスクと利益を比較すべき」と明確に述べています。ワクチンに関する副反応報道が出ると、「ゼロリスクかゼロリスクではないのか」という方向性に向かうことが多い中、冷静な主張だと思います。

さらに、「数か月であればHPV感染のリスクはコントロールできる」と期間を限定されていることも重要で、これも対象年齢の女性の多くはすぐに性交渉を開始するわけではないことを考えると、極めて妥当と言えるでしょう。また、「(接種を逃した人への)キャッチアップワクチンの仕組みをきちんと作り」「ワクチンを打つ医者は、プロとして自ら接種の利益とリスクを説明しなければならない」という、その後8年間のHPVワクチンに関する論点の多くが網羅されています(いずれも要約)。

もう1人、ボランティア団体「広島エイズ・ダイヤル」の代表を務めていた産婦人科医の河野美代子《こうのみよこ》氏も、2013年6月15日付けのご自身のブログで、「ワクチンの接種について、いささかも方針のぶれはありません」との立場を明確にしています。そして、積極的勧奨の中止を決めた委員会には、**「子宮頸がん患者を診てきた産婦人科医が1人も含まれていない」**ことを強く批判しています(いずれも要約)。

これは非常に重要な論点です。なぜなら、勧奨の中止を決めた副反応検討部会では、「ワクチンが全員に接種されたとしても、たかだか何十%の予防率である」だとか、「女性が女性を検診できる体制の整備が重要」といった的はずれな議論がされていたからです。これは、**明らかにワクチンの効果を過小評価し、検診の効果を過大評価しています。**

HPVワクチンは「そもそも病気にならない」ために打つのであり、検診は「万が一病気になっても、早めに治療して致命傷を免れる」ために受診します。検診は命や子宮を守るために非常に重要ですが、早期に発見して円錐切除術で治療できても、[*15]早産のリスクが約2・6倍も上昇してしまいます。また、20代や30代の女性にとって、「がんの一歩手前の状態です」と告げられた状態で生活するというのが、どれだけ苦しいことなのかは、容易に想像できると思います。子宮頸がん検診はたしかに命綱として重要ですが、**決してHPVワクチンの替わりにはならない**のです。

　当時の決定を、さまざまな文脈を抜きにあとから批判するのはたしかにフェアではありません。しかし、それでも子宮頸がんのスペシャリストである産婦人科医が議論に参加していたら、違う結論になっていた可能性もあるのではないかと思います。

　こういった専門家の意見を、メディアがまったく取り上げなかったわけではありません。例えば、2013年6月18日には、朝日新聞で「接種判断〝丸投げか〟子宮頸がんワクチン推奨中止に困惑」というタイトルの記事が掲載されます。

　この記事の中で、「子宮頸がん征圧をめざす専門家会議」の今野良教授は、**「いま接種してもらっていいと考えている」と明確に接種を推奨しています。**副反応検討部会の委員でもあった川崎市健康安全研究所長の岡部《おかべ》信彦《のぶひこ》氏も、**「少なくとも半年以内には何らかの情**

**報を出す**」と説明しています。

こうして、当時の新聞各紙の報道をあらためて見渡すと、この頃はまだ「ワクチンが原因かどうかわからない」という空気を感じます。

子宮頸がんの診療に関する専門家集団である「日本産科婦人科学会」は、2013年6月25日に「安全性が確認されるまでの間、強い推奨を一時中止するという勧告は妥当」という声明を出しました。中止を受け入れる質の高いエビデンスがない状態で、この声明を出したことには批判もあります。しかし、前述の岩田教授と同様に、「一時中止」を受け入れたという意味では、妥当な判断であったと言ってもよいと思います。

同年12月16日、勧奨中止から半年経った時点で、日本産科婦人科学会は2回目の声明を出します。ここでは、「**十数年後には日本だけ子宮頸がんの患者が多い国になる可能性がある**」と危機感を表明しています。この2度目の声明は、たしかにいくつかの新聞で取り上げられました。しかし、例えば朝日新聞ではこの事実を159文字の記事にしているのに対し、翌年4月9日に掲載した記事では、「国の推奨再開、納得できぬ」として987文字の記事を書いており、かなりアンバランスな報じ方になっています。結果的に、この声明が接種率の改善に寄与することはありませんでした。

当然、世界中で日本だけが接種を勧めていないという状況が続くのは異常ですから、日本産科婦人科学会は勧奨の再開を訴え続けます。結局、2021年8月までに実に**11回もHPVワクチンに関する声明を出す**ことになりました。しかし、厚生労働省の対応は一切変わらず、次第にメディアにも取り上げられなくなりました。

**WHOも日本の対応を公式に批判します**。2015年12月に、WHOのワクチン安全性諮問《しもん》委員会は、「安全で有効なワクチンを使用しないことによる実害」を指摘し、若い女性をがんのリスクに晒しているという声明を出しました。

それを受けて、日本の産婦人科医たちは、「WHOに名指しで批判されるほど異常な状況である」ということを、多くの論文で訴えました。しかし、こういった医学誌に掲載された専門家の意見が、メディアに取り上げられることはほぼありませんでした。SNSが広く行き渡るまで、**科学者は自分たちの声を世間に届ける方法を持たなかった**のです。

## 科学にかかる社会的な圧力

このような状況の中で、たたみかけるようにして「HANS」という疾患概念の提唱や、池田修一氏による「HPVワクチンの副反応は日本人の白血球型と関連がある」「マウスでも脳に異常が見られた」という研究が出てきたため、多くの人が**「子宮頸がんワクチンは危険なのだ」と信じ込んでしまいました。**

この状況に科学的な反論で立ち向かったのが、医療ジャーナリストの村中璃子《むらなかりこ》氏です。村中氏[*16]は、雑誌『Wedge』上で、池田修一氏が発表した研究の問題点を鋭く指摘しました。

池田氏は、日本人の遺伝子頻度の約40％を占める「HLA-DPB1 05:01」という白血球型が、HPVワクチンの有害事象を経験した女性の中で、信州大学では14人中10人（約71％）、鹿児島大学では21人中18人（約86％）に見られたと報告しています。このため、**「遺伝子の差が副反応を引き起こしているのではないか」**と解釈したわけです。しかし、これは相当なミスリードです。

ヒトの遺伝子は、父親と母親の両方に由来します。つまり、1人の人間は、2つの遺伝

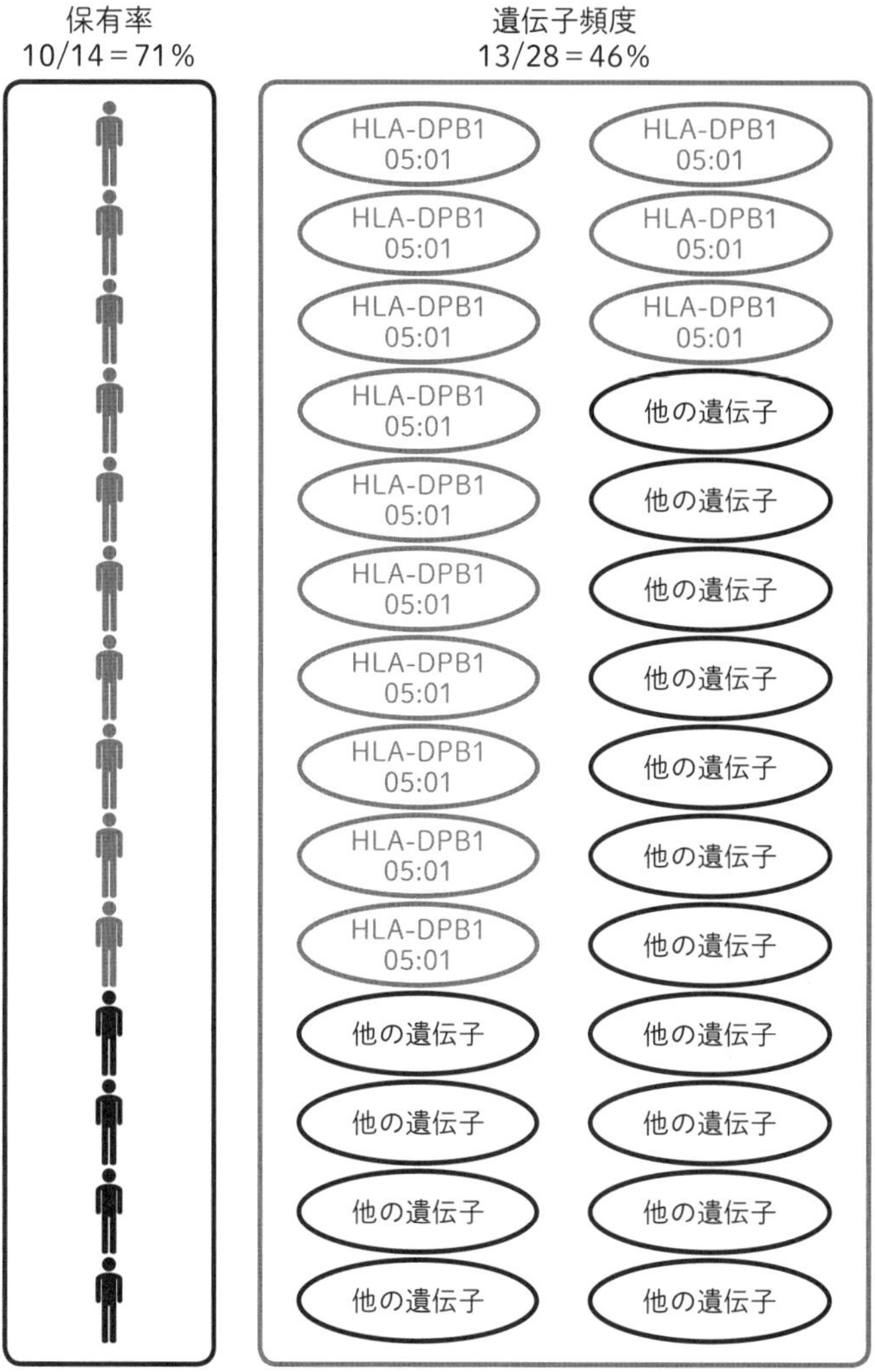


2つの遺伝子のうちどちらか一方でも当該遺伝子だと「保有者」となるため、保有率は遺伝子頻度より高くなる

子を持っているのです。血液型にしても、父親からA型、母親からB型をもらってくれば、ＡＢ型になるのと同じことです。

信州大学では14人の28個の遺伝子の中で「HLA-DPB1 05:01」は13個、鹿児島大学では21人の42個の遺伝子の中で「HLA-DPB1 05:01」は24個あるということを発表しています。つまり、**遺伝子頻度としてはそれぞれ約46%と約57%に過ぎません。**これは、日本人の遺伝子頻度の約40%という数値と、さしたる違いはありません。

しかし、「HLA-DPB1 05:01」という遺伝子を1つでも持っている人数で見ると、先程の約71%と約86%という数値になり、**40%よりかなり高く感じます。**「遺伝子頻度」同士を比較せずに、「保有率」と並べて表示したのは、かなり大きな問題です。

また、仮に「HLA-DPB1 05:01」が日本人固有の副反応を引き起こしているとしても、日本人の中で40%もの遺伝子頻度であるにもかかわらず、**ほとんどの人に有害事象は起こらないことがまったく説明できません。**これは白血球型が有害事象の発生に関与しているという仮説の、致命的な欠陥です。

池田修一氏は、もう１つのマウスの実験については、２０１６年3月16日のＴＢＳの番組内で「子宮頸がんワクチンを打ったマウスだけに脳に異常な抗体が沈着して、海馬の機能を障害していそうだ」と語っています。これについても、村中氏が取材を行ったところ、実際にはワクチンを接種したマウスに抗体が作られたわけではなく、**「ワクチンを打ったマウスの血清を正常マウスの脳組織に振りかける実験」**であったこと、**「それぞれのワクチンで1匹ずつのマウスでしか実験をしていない」**ことが明らかになりました。

　ワクチンを接種したマウスの脳組織を観察したわけでもないのに、海馬の機能の障害に言及したのは明らかに論理の飛躍ですし、たった1匹ですから**再現性も確認されていない**ことになります。このため、[*17]信州大学は外部有識者による調査を行い、池田氏の発表に不適切な表現があったことを認めました。これを受けて、[*18]厚生労働省も**「池田氏の不適切な発表により、国民に対して誤解を招く事態となった」**と発表しています。

　[*19]これらの報告を記事にしていく中で、村中氏はさまざまな妨害や嫌がらせを受けたと語っています。こうした逆風の中で科学的な報道を続けたことに対して、2017年に「ジョン・マドックス賞」という国際的な賞を受賞します。

　しかし、村中氏の指摘ですら、事態を好転させることにはつながりませんでした。村中氏は、『Wedge』の誌面上で池田氏の研究について、「捏造《ねつぞう》」であると書いたのですが、これに対して、池田氏は名誉毀損だとして裁判を起こしました。結果的に、池田氏の研究は実際にミスリーディングではあるものの、存在しない研究結果をでっち上げたとまでは言えず、「捏造」という表現は名誉毀損にあたると判断されました。つまり、村中氏が敗訴することとなったのです。

しかし、池田氏の研究に問題があったのは事実で、日本中にＨＰＶワクチンが危険だと誤解させたにもかかわらず、「捏造は言い過ぎだったかどうか」を何年も裁判で争ったわけです。多くの医師にとっては、「問題はそこじゃない」という裁判でした。経緯をよく知る人にとっては、裁判の結果とＨＰＶワクチンの安全性に、なんの関係もないことは明らかです。しかし、そこまで強い関心を持っていない多くの人たちにとっては、ＨＰＶワクチンは常に訴訟が行われており、**関わりたくない厄介な問題と認識されていった**のは、想像に難くないでしょう。

## 闇に葬られた「名古屋スタディ」

もう１つ、日本の公衆衛生学の歴史に禍根を残す、強い政治的・社会的な圧力により事実が捻じ曲げられた事例があります。

２０１５年２月、「全国子宮頸がんワクチン被害者連絡会」は名古屋市に、ＨＰＶワクチンの「接種者だけでなく、接種しなかった補助対象者も調査対象にし、健康状態に違いがないか調べる」要望を出しました。これを受けて名古屋市は、名古屋市立大学の鈴《すず》木《き》貞《さだ》夫《お》教授に調査を依頼します。鈴木教授はハーバード公衆衛生大学院を卒業された疫学のプロで、私の先輩でもあります。専門はがんなどの生活習慣病の疫学研究なのですが、さまざまな社会問題について疫学的な見地からの批判をされてきた方です。

名古屋市からＨＰＶワクチンの安全性についての研究を依頼された鈴木教授は、調査を行うにあたり３つの条件を出します。

１つ目は、接種した人の症状を追いかけるだけでなく、接種していない人との頻度を比較する分析疫学の研究を行うこと。２つ目は、研究結果を論文として発表可能にすること。３つ目は、調査結果を公開すること。結果、これらがすべて受け入れられたので、鈴木教授は研究を引き受けます。

調査は２０１５年９月に始まり、中学３年生から大学３年生の女性７万９６０人にアンケートが送付され、３万７９３人から回答がありました。内訳としては、ＨＰＶワクチンを接種した人が2万1034人、接種しなかった人が9245人でした。鈴木教授は、身体の痛みや倦怠感、歩行障害など、被害者連絡会から提案された24の症状について、接種した人と接種しなかった人での頻度を比べました。河村たかし名古屋市長は、「いろんな症状を訴えている人の声にこたえる」と意気込み、各メディアもこぞってこの調査の進捗を報じました。そして、12月14日、満を持して結果が発表されたのです。

**「名古屋スタディ」**と呼ばれるこの研究でわかったのは、**「日本で問題になった24の症状すべてにおいて、ワクチン接種者も非接種者も同じ頻度で起こっている」**ということでした。つまり、これまでさんざん**HPVワクチンの「被害」として報じられてきた症状は、どれ1つとってもワクチンとの因果関係が認められなかった**のです。

これはかなり大きなインパクトのある結果で、河村市長は「結果に驚いている」と、真逆の結果を予想していたことを素直に話しています。この結果は読売新聞、朝日新聞、毎日新聞、日経新聞など大手新聞社が記事にしています。しかし、読売新聞と日経新聞は研究結果を報じただけに留めた一方で、朝日新聞と毎日新聞は明らかに報じる姿勢が異なりました。両紙は、薬害エイズ訴訟の弁護団を基盤にした「薬害オンブズパースン会議」というNGOの発表した、「明らかに不自然な結果」「解析手法に問題がある」「被害実態を捉えていない」という見解の紹介にかなりの紙面を割いたのです。毎日新聞に至っては、「データ自体に偏りがある可能性は否定できず、信頼性については議論を呼びそうだ」と鈴木教授の解析に真っ向から批判を浴びせたぐらいです。

こうした批判や抗議が殺到したため、2016年6月に、**名古屋市は調査結果を撤回してしまいます**。しかも名古屋市のウェブサイトからは、鈴木教授の解析結果は削除され、単純な集計結果だけが掲載される形に変わってしまったのです。これは明らかに社会がかけた圧力に対して、科学が捻じ曲げられた事件だと言えるでしょう。名古屋市は鈴木教授と交わした「調査結果を公開する」という約束すら反故《ほご》にしたのです。

しかし、鈴木教授はここで諦めることはなく、[*20]研究結果をまとめた論文を投稿し、2018年になってようやく公の場に登場させることに成功しました。これに対して、被害者連絡会に近い立場の「薬害オンブズパースン会議」は、「[*21]鈴木貞夫論文についての見解」と題して論文の問題点を指摘し、ウェブ上に公開します。

本来、研究論文に問題点があるのであれば、**それを掲載した医学誌にレターを出して意見するのが科学のルールです**。もし妥当な指摘なのであれば、医学誌はこの意見を掲載します。そうでない限り、社会的な圧力にはなっても学術的な議論とは呼べません。つまり、鈴木教授は科学者としてこれに答える義務はなかったのですが、あえてすべての指摘に反[*22]論しています。

「薬害の可能性について警鐘を鳴らすことの意義は大きい。しかし、**研究の結果、薬害がなかった、あるいはそのインパクトが大きくなかった場合、それを取り消すことや修正することも同じように意義があると考えている。**会議には、この回答を読んだ上での科学的、論理的見地に立った次の行動を期待している」と締めくくられたこの文章に、社会問題に対峙する疫学研究者としての矜持《きょうじ》が伺えます。

このように、鈴木教授はHPVワクチンの安全性について、科学的な方法で一定の結論を出しました。しかし、論文が出た当時、**これを報じた新聞社は1つもありませんでした。**それぐらい社会的な圧力が強く、容易に報じにくい空気感が出来上がってしまっていたのです。さらに驚くべきことに、2021年10月に積極的接種勧奨再開の議論が始まるまで、**厚生労働省の副反応検討部会はこの研究成果を一度も議論のテーブルに上げなかったの**です。日本で唯一、HPVワクチンと接種後の体調不良の因果関係を評価した研究が、HPVワクチンの安全性を検証する審議会で取り上げられなかったというのは、異常と言う他ありません。

## 蓄積される「安全性のエビデンス」を報じないメディア

「名古屋スタディ」は、世界中で数多くなされているHPVワクチンの安全性に関する研究の1つに過ぎません。そもそも、2009年にアメリカで4価HPVワクチンを2300万回以上接種した時点で、ワクチンの安全性を確認する研究が発表されているのです。[*23]この研究すら、**積極的な接種勧奨の差し控えを決めた2013年6月14日の副反応検討部会の議事録に一切登場しない**ことは明らかに問題だと思います。

このほかにも、2018年には医療に関わるエビデンスをまとめている「コクラン」という研究機関から、これまでに行われてきた26個の臨床試験のまとめが報告されました。これによると、**HPVワクチンを接種した人と接種していない人を比較したところ、重い有害事象の発生率はまったく変わりませんでした。**つまり、HPVワクチンを接種したあとに体調不良が起きても、ワクチンが原因とは考えにくいということになります。

さらに、2020年にデンマークから、137万人を対象にした大規模な研究が報告されました。この研究では、日本でも問題となった身体のだるさや頭痛、動機などの自律神経機能障害がＨＰＶワクチンの接種で起きているかということが調べられ、その結果、ワクチンとの因果関係は認められませんでした。２０２１年には韓国でも全国調査が行われ、てんかんなどの神経疾患を含む33個の症状について、**「ＨＰＶワクチンが原因で起きていると考えられるものはない」**と結論づけられています。しかしながら、こうしたさまざまな研究結果は、**国内ではほとんどメディアで報じられていません。**

私はこの本を執筆するために、２００９年１月１日から２０２１年８月11日までの間に、朝日新聞、読売新聞、毎日新聞に掲載されたＨＰＶワクチンに関するすべての記事を調べました。そうすると、各新聞社の報道がどのように変わっていったか、さまざまな問題がはっきりと浮かび上がりました。

まず、この期間に掲載された記事の本数を見てみましょう。合計の記事の本数は読売新聞が一番多く６５２本。次いで朝日新聞が６４３本で、毎日新聞が５４４本です。

副反応報道が始まるまえの記事の本数としては、朝日新聞が３７０本、読売新聞が３５３本、毎日新聞が２４３本でした。どの新聞社においても、最初の副反応報道が出るまでは、ほぼすべての記事が**ＨＰＶワクチンを好意的に報じています。**例えば、２００９年４月８日の朝日新聞には「４月９日は『子宮の日』子宮頸がん正しい知識を、市民団体が催し」というタイトルで、HPVワクチンの早期導入を求める声が取り上げられています。

潮目が明らかに変わったのは、**2013年3月8日の朝日新聞の記事**です。2価HPVワクチンを接種した女子中学生に対し、杉並区が補償を決めたという内容のこの記事は、いわゆるスクープでした。数日後には読売新聞も報じ、毎日新聞は遅れを取るような形になりました。

次の大きなニュースは、**3月25日の「全国子宮頸がんワクチン被害者連絡会」の発足**です。スクープを抜いた斎藤智子《ともこ》記者は会とつながりがあったようで、3月25日の朝日新聞の朝刊で「接種禍に被害者連帯『子宮頸がん』連絡会、きょう発足」というタイトルで、長い記事を載せています。そこに詳細に書かれているのは、体調不良が出た女子の様子です。全身の痛みだけでなく、鼻血が出たり、髪の毛が抜けたりするという症状が、まるでワクチンが原因かのように書かれています。最後は「海外の副反応の事例を調べている」という宮城県の開業医の「接種したり接種を推進したりする医師は、こうした実態を知らなすぎる」というコメントで締めくくられています。

**この前後の朝日新聞の記事は、有害事象の出た女子の主張にかなり偏っており**、国や学会の見解や安全性を調べた研究については、ほぼ触れられていません。HPVワクチンや子宮頸がんを専門にする産婦人科医の意見ではなく、宮城県の開業医のコメントを取りにいった理由は不可解と言わざるを得ません。

毎日新聞は、4月10日に「私の社会保障論　子宮頸がんワクチン被害」という記事を掲載。元朝日新聞の記者で国際医療福祉大学大学院の大熊由紀子《おおくまゆきこ》教授が寄稿したこの記事では、被害者連絡会の女子の症状の説明がされたあと、**「検診で早期発見すれば命も子宮も失わなくてすみます」**という大きな誤解を生む主張がされています。実際には、すべての子宮頸がんを検診で見つけることはできませんし、早期の治療により流産のリスクが上がるという問題も見過ごされています。そして、「まだ臨床試験段階のものを、十分な説明もなく少女たちに接種するのは中止すべきだ」とまで書かれているのです。

読売新聞も6月2日に「子宮頸がんワクチン副反応か　やまぬ激痛」という1867字の長い記事を掲載しています。この記事でも、**「ワクチン接種を勧めなければ、娘は副反応に苦しまずに済んだのに」**と後悔する母親のエピソードが中心です。

3月8日に副反応報道が出てから、6月14日の差し控えまでの記事の本数は、朝日新聞が22本、毎日新聞は14本、読売新聞は10本でした。やはり**朝日新聞がある意味で熱心にこの問題を報じていた**ことが見て取れます。6月14日の積極的な接種勧奨の差し控えについては、読売新聞、朝日新聞、毎日新聞いずれも一面で報じています。

ここから2016年末までの間は、どの新聞社でも有害事象と副反応を混同した報道が行われています。しかし、全体の傾向として、**朝日新聞と毎日新聞は国やワクチンを批判する報道が多く、読売新聞は比較的ニュートラルなものが多い印象です。**

これを客観的に評価するため、記事のタイトルに「被害」と入ったものの本数を数えてみました。「被害」という言葉は、**「国や製薬会社の過失によって不当に苦しめられている人がいることを想起させるため、各社の考え方がよくわかる」**と考えたからです。ただし、「全国子宮頸がんワクチン被害者連絡会」は固有名詞なので、これは除いています。

「被害」という言葉をタイトルに最も多く使ったのは、毎日新聞でした。記事の本数は47本。次いで、朝日新聞が45本、読売新聞が26本と続きます。このことからも、**毎日新聞と朝日新聞が積極的に安全性に懸念を示す報道を行っていた**ことがわかります。

一方で、騒動が鎮火したあとの報道はどうだったのでしょうか。勧奨の中止から2016年末まで（約3年半）の記事本数は、朝日新聞が207本、読売新聞が202本、毎日新聞が198本であるのに対し、2017年から2021年8月までの記事本数（約4年半）は、朝日新聞が44本、読売新聞が87本、毎日新聞が89本と、どの新聞社も報道が激減していることがわかります。この間、「名古屋スタディ」やコクランなどさまざまな研究が行われているわけですから、**「報道が過熱したあとに興味を失ってしまった」**と言われても仕方がないと思います。

安全性を確かめた研究が副反応の報道のだしに使われたこともありました。

例えば、読売新聞は２０１８年６月７日に「子宮頸がんワクチン勧奨中止５年接種低迷」というタイトルの記事で、コクランの研究結果を紹介しています。しかし、なぜか「少数であっても、苦しんでいる人は確実にいる」と主張する研究者のコメントをあとに載せています。**科学的な研究結果より、個人の意見を尊重している**かのような記事になってしまっているのです。

国内外からどんどん安全性を確認する研究結果が出ているのに、大手メディアがこれを報じず、国の審議会でも議論されない状況は明らかに異常です。日本のＨＰＶワクチン危機の本質はここにあると思います。

## 科学的な説明を拒む世論

「名古屋スタディ」の速報結果を見た多くの専門家たちは、「やはりあの症状はワクチンが原因ではない」と確信を深めました。一方で、「では、いったいあの激しい痛みやけいれんはなんだったのか？」という疑問にも答える必要がありました。実は、これも2016年の時点で十分な議論がされています。ただ、多くの方にはそれが知らされなかっただけなのです。

「HPVワクチンの副反応と言われているものは、もともとこの年頃の女の子によく見られる症状である」と主張されたのは、長崎大学医学部小児科の森内浩幸《もりうちひろゆき》教授でした。採血をしても画像検査をしても、特に異常は見つからないけれど、頭痛やだるさ、集中力の低下や物忘れ、症状が強ければ全身の痛みや歩行障害まで出現する。このような**機能性身体症状**は、元から思春期の子どもにあった問題です。そして、仮にワクチン接種のあとに少女たちの症状が悪くなったとしても、そのストレスは〝きっかけ〟に過ぎず、もともとの背景因子の治療や周囲の環境の整備が重要なのです。

森内教授は1984年に長崎大学を卒業し、1990年から「アメリカ国立アレルギー感染症研究所」に8年間も留学された方です。留学中にアメリカの医師として働く国家資格を取得し、アメリカ国立衛生研究所等で臨床医としても診療に携わっていました。アメリカで新型コロナウイルス感染症の指揮を執るアンソニー・ファウチ博士の下で働かれていたそうで、日本の感染症・ワクチンの分野で活躍しておられる研究者・医師の1人です。

森内教授は、「HPVワクチンが使われ始めるまえから、思春期の女性に機能性身体症状が見られるのは珍しくない」と繰り返しお話しされています。そして、メディアがセンセーショナルで「絵」になることばかりを報じて、ワクチンの安全性への市民の不信感をつのらせ、本来予防できるはずの子宮頸がんの患者を将来増やすことは、**「不作為の殺人である」**と言いました。

森内教授のインタビューは、当時、読売新聞の医療関連サイト「yomiDr.（ヨミドクター）」の編集長だった岩《いわ》永《なが》直《なお》子《こ》さんが記事にしました。しかし、特に「不作為の殺人」という言葉が強すぎるという批判が殺到したため、読売新聞はしばらくしてからこの記事を削除します。同時に、森内教授と岩永さんは、HPVワクチンの中止を訴える団体や政治家から徹底的に攻撃されました。

森内教授の「不作為の殺人」という発言は、あくまでマスメディアへの警告であり、体調不良を訴えた女性を攻撃する意図がなかったのは明白です。彼は、「これらの症状で苦しんでいる子どもたちがワクチンのせいであろうとなかろうと、**しっかりと向き合い、その苦しみを除くために努力すべき**」と述べています。その上で、「このような症状で苦しむ子どもたちは、しばしばまともに相手にされてこなかった」「そのことがこの子たちの苦しみを増幅させてきた」「私たち医療従事者は深く反省すべき」とも話されているのです。

この記事には、**ワクチンについて非科学的な報道に寄りがちなメディアに対する警告**と、**思春期の女性の多様な症状を真摯に受け止められなかった医療従事者に対する批判**が含まれています。これは、ＨＰＶワクチンについて、社会全体で話し合わなければならないことがすべて詰まっていると言ってもよいほど秀逸なものです。「不作為の殺人」という言葉だけにとらわれて、森内教授と岩永さんが伝えたかったことが理解されなかったのは、日本にとって非常に不幸なことでした。また、結局批判の声に負けて記事が削除されたということから、**当時の世論の逆風がどれだけ厳しいものであったか**ということがわかります。

なお、このことをきっかけに岩永さんは読売新聞を去り、『BuzzFeed Japan Medical』に移ることを決断しました。そして、移籍後もＨＰＶワクチンに関する科学的な記事を粘り強く書き続けています。[*24]読売新聞では闇に葬られた森内教授の記事も、BuzzFeedから再度公開されており、今も誰でも無料で読むことができます。

岩永さんのほかにも、ＨＰＶワクチンの科学的な情報を報じてきた記者もいます。例えば、毎日新聞の高野《たかの》聡《さとし》氏は、２０１８年にコクランがＨＰＶワクチンの有効性と安全性を示す研究を発表した時に、２日連続で記事にしています。また、同年**「ＨＰＶワクチンを危険とする論文が撤回された」**ことについても報じています。これは、東京医大などの研究グループが、「ＨＰＶワクチン関連神経免疫異常症候群（ＨＡＮＳ）」という病態を提唱し、その仕組みを検証した研究に関するもので、この研究はＨＰＶワクチン以外にも百日咳毒素が一緒に投与されるなど、研究手法に問題があったのです。

高野氏は２０２１年4月に毎日新聞夕刊の社会面に「ワクチン報道」という面白い記事を書かれています。高野氏の長女さんが子宮頸がん検診を受けた際に、医師にＨＰＶワクチンの接種をしたことを伝えたそうです。すると医師は感心して、「副反応を心配して打たない人が多いのに、なぜ」と尋ねたとのこと。長女さんは父に教えてもらったことを伝えると、**「お父さんを褒めて上げなさい」**と言われたそうです。

高野氏は「ネット上には『中止はマスコミの反ワクチン報道のせい』という意見が躍る」

と書いた上で、有効性や安全性を伝えてきた記者として、こういった指摘には納得できないと主張しています。**メディア全体の報道姿勢に迎合せず、科学に基づいた情報を報じた記者がいた**ことも、真実の一面なのだと思います。

## HPVワクチンの信頼を取り戻すために

ハーバード公衆衛生大学院には、「武見国際保健プログラム」という研究・研修プログラムがあります。2019年秋、約40年にわたりこのプログラムの責任者を務めているマイケル・ライシュ教授と、ハーバード公衆衛生大学院に留学している日本人学生の間で交流会が開かれました。そこで私たち日本人留学生がライシュ教授に聞かれたのが、「日本のHPVワクチンの問題に進展はありますか？」ということでした。

メディアではほぼHPVワクチン報道がなくなっていた時期でしたが、その間もハーバードの教授はずっと気にしてくれていたのでした。その時に、**「世界的にも大きな公衆衛生学上の課題である」**ということに気づきました。そこで、同じ問題意識を持った日本人学生4人で集まり、授業の合間に**HPVワクチンの医療政策研究を始めました。**

この研究では、約1年かけてさまざまな角度から日本のHPVワクチン忌避の問題を分析し、現状を打破するための6つの提言をまとめました。2020年5月に、研究の内容とSNSでの啓発活動をまとめたところ、『Gareth M. Green Award』[*25]というハーバード公衆衛生大学院の卒業賞の1つを日本人留学生で初めて受賞することができました。この研究の内容は、翌年9月に『Vaccine』[*26]というワクチン専門誌から論文として出版しました。

この論文の中でも触れていますが、日本は**HPVワクチンの接種対象者やその親に対する情報提供が圧倒的に少ない**のです。どれだけ産婦人科医や疫学研究者が論文を書いても、メディアが報じないことには皆さんの目には入らないし、接種を考えるきっかけにすらなりません。私たちの論文も正にこれが課題で、一番届いてほしい人たちに届かないというジレンマを抱えていました。

**いったいどうすれば多くの人が当たり前にHPVワクチンを接種し、子宮頸がんや男性のがんを防ぐのが当たり前の世の中にできるのだろうか**――2020年の初旬、私はずっとこのことを考えていました。ジョンズ・ホプキンス公衆衛生大学院の一宮恵《いちみやめぐみ》さんが「木下さん、HPVワクチンのこと一緒にやりません？」と声をかけてくれたのは、ちょうどその頃でした。彼女は「社会行動科学」という分野が専門で、公衆衛生の中でも、私の得意とする「疫学《えきがく》」とはまったく別の領域のスペシャリストです。

疫学とは、集団の中で、病気などの健康状態の分布や、その決定要因を調べる学問です。一方、社会行動科学は「人の行動」に焦点をあてます。端的に言うと、「タバコを吸うと肺がんが増えるか」ということを調べるのは疫学の研究です。では、タバコで肺がんが増えることがわかったとして、「どうやったら人はタバコをやめるのか？」ということを考えるのが、社会行動科学の領域です。

この時に考えたのは、「医療従事者だけでやっているからダメなのではないか」ということです。私たち医師は人に健康情報を伝えたり、行動変容を促したりすることの専門家ではありません。この問題を前に進めるためには、**もっと幅広い分野の人達に協力してもらわないといけない**のではないかと思ったのです。

その日のうちに、私はスタンフォード大学に留学中の渡邊弘《わたなべひろし》さんに連絡をしました。渡邊さんはスタンフォード法科大学院を卒業した弁護士で、そのまま世界で最も入学のハードルが高いとされるスタンフォードのMBAに合格した超人です。日本のHPVワクチンの現状を説明した上で、「マーケティングの観点から活動を支えてほしいのですが、一緒にやりませんか？」とお願いしたところ、即答でOKをもらいました。この時、研究だけではなく、啓発活動も同時にやっていくという私の心も決まりました。

ライシュ教授の下で、私と一緒にHPVワクチンの論文を書いていたチームからは、産婦人科医の三ツ浪真紀子《みつなみまきこ》先生が参加してくれました。また、ハーバード公衆衛生大学院の同期で、一宮さんと同じく社会行動科学を専攻していた女性も、卒業賞の受賞をきっかけに声をかけてくれ、メンバーに加わりました。

このように、全員がアメリカの大学院に通う留学生でチームが出来上がってきたのですが、日本の医師にも参加してもらう必要があるだろうという話になりました。特に、実際に子宮頸がん患者を診療する産婦人科医と、接種対象の世代と最も関わる機会の多い小児科医が必要だと考え、SNSを通じて声をかけました。すると、産婦人科医や助産師が利用者の不安に応えるサービス「産婦人科オンライン」の代表をされている重見大介《しげみだいすけ》先生、婦人科腫瘍が専門で、エンジニアスキルが高く、人気ブログを運営されている高橋孝幸《たかはしたかゆき》先生、「教えて！ドクター」という小児科アプリの開発に加え、フライヤーを使って地域に根ざした啓発活動を長年続けられていた坂本昌彦《さかもとまさひこ》先生、人気マンガ『コウノドリ』の監修を務め、Twitterでのフォロワー数が8万人を超えるインフルエンサーの今西洋介《いまにしようすけ》先生……1人ずつに声をかけていったところ、全員が快諾してくれたため、2020年6月4日にキックオフミーティングを行いました。そこで、**「クラウドファンディングを行い資金を集め、ウェブサイトやフライヤーの制作をやっていこう」**という目標に至りました。

しかし、日本におらず、産婦人科医でもなく、しかも男性の私が中心になって活動をして、本当に共感が得られるのかということが気になっていました。なんとなく「当事者感」が希薄な活動になってしまわないだろうかと思っていたのです。ちょうどそのタイミングで、産婦人科医の稲葉可奈子《いなばかなこ》先生とお話しすることになりました。稲葉先生は、以前にHPVワクチンに関するクラウドファンディングを行った経験があったので、コツを教えてもらおうと連絡したのです。そこで、稲葉先生も本気でこの問題に取り組むために、独力でHPVワクチンのウェブサイトを立ち上げようとしていることを知りました。

この話を聞いた時、**「稲葉先生に代表をしてもらおう」**と決めました。実は私は稲葉先生とたまたま大学時代のバイト先が同じで、明るくて人あたりのよい人であることをよく知っていました。日本の女性産婦人科医で、4児の母でもある稲葉先生が、「HPVワクチンのことを一緒に知りましょう」と声をあげていくことで、この問題も少しは前に動くのではないか――そう思ったのです。何より、私たちが団体を立ち上げようとするまえから、**「地道なＨＰＶワクチンの啓発活動を続けてきた人に代表をやってもらいたい」**と思っていました。

かくして10人の運営メンバーが集まり、手探りで団体を立ち上げました。そして、医療啓発プロジェクトを長く続けて来られた坂本先生の「接種を無理に推奨する必要はない」というコンセプトが元となり、**「正確な情報をみんなに知ってもらうことを目標にしよう」**という明確な方向性も決まりました。

「みんなで知ろうＨＰＶ（ヒトパピローマウイルス）プロジェクト」から、**「みんなパピ！」**という名前を付けたのは、三ツ浪先生でした。

こうして2020年8月31日に、**「みんパピ！ みんなで知ろうＨＰＶプロジェクト」**を公表し、クラウドファンディングを始めることになったのです。

第3章

＼みんなで知ろう！／

# ワクチン忌避の歴史

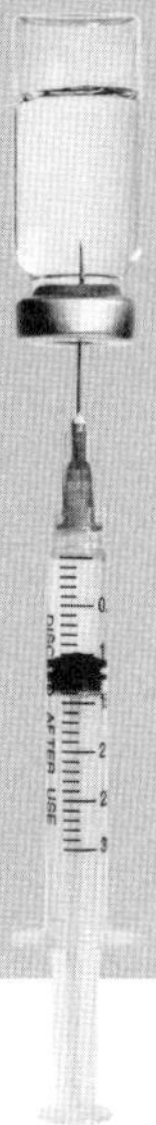

# ワクチン忌避とはいったいなんなのか？

ワクチンは**人類にとって最も重要な医療技術の1つ**です。WHO[*1]によると、全世界で毎年200〜300万人がワクチンによって命を救われています。上水道[*2]の普及を除けば、これほど多くの人を救ったものはありません。なぜこれほどまでに重要なワクチンが、一部の人たちに嫌われることになってしまうのでしょうか。この章では、「ワクチン忌避」について多角的に考えていきたいと思います。

「ワクチン忌避」という言葉は、「Vaccine hesitancy」という英語を日本語に訳したものです。「忌避」とは、「嫌って避ける」という意味ですね。ちょっと強いイメージの言葉なので、「ワクチン躊躇《ちゅうちょ》」という訳をあてる人もいますが、ここでは「忌避」で統一します。

さて、**「日本はワクチン忌避の国である」**という話を聞いたことがある人もいると思います。これは本当なのでしょうか。この疑問に答えるためには、「そもそもワクチン忌避とはいったいなんなのか？」ということから、議論を始めなくてはなりません。単純に、ワクチンを打ちたくない人のことを指すのでしょうか？　子どもの頃のワクチンは打つけ

郵便はがき

お手数ですが
切手を
お貼りください

150-8482

東京都渋谷区恵比寿4-4-9
えびす大黒ビル
ワニブックス書籍編集部

**お買い求めいただいた本のタイトル**

本書をお買い上げいただきまして、誠にありがとうございます。
本アンケートにお答えいただけたら幸いです。
ご返信いただいた方の中から、
**抽選で毎月5名様に図書カード(500円分)をプレゼントします。**

| | |
|---|---|
| ご住所　〒<br><br>TEL(　　-　　-　　) | |
| (ふりがな)<br>お名前 | 年齢<br>歳 |
| ご職業 | 性別<br>男・女・無回答 |
| いただいたご感想を、新聞広告などに匿名で<br>使用してもよろしいですか?　(はい・いいえ) | |

※ご記入いただいた「個人情報」は、許可なく他の目的で使用することはありません。
※いただいたご感想は、一部内容を改変させていただく可能性があります。

## ●この本をどこでお知りになりましたか?(複数回答可)

1.書店で実物を見て　2.知人にすすめられて
3.SNSで(Twitter:　Instagram:　その他　)
4.テレビで観た(番組名:　)
5.新聞広告(　新聞)　6.その他(　)

## ●購入された動機は何ですか?(複数回答可)

1.著者にひかれた　2.タイトルにひかれた
3.テーマに興味をもった　4.装丁・デザインにひかれた
5.その他(　)

## ●この本で特に良かったページはありますか?

[　]

## ●最近気になる人や話題はありますか?

[　]

## ●この本についてのご意見・ご感想をお書きください。

[　]

以上となります。ご協力ありがとうございました。

れど、新型コロナワクチンは打たない人は「忌避」にあてはまるのでしょうか？　本心では打ちたくないけど、同調圧力を感じて打つ人はどう考えればよいのでしょうか？　皆さんにもさまざまな疑問が湧いてくると思います。

実は、ワクチン忌避の定義が定まったのは、けっこう最近です。ＷＨＯには「Strategic Advisory Group of Experts on Immunization（ＳＡＧＥ）」という委員会が設置されています。直訳すると、「予防接種の戦略的なアドバイスを行う専門家集団」という感じでしょうか。新型コロナワクチンやＨＰＶワクチン、インフルエンザやエボラウイルスなどのワーキンググループに分かれ、ワクチンの研究開発や普及の戦略をＷＨＯにアドバイスしています。そして２０１５年に、ＳＡＧＥの「ワクチン忌避ワーキンググループ」は、その定義を一本の論文[*3]にまとめています。

この論文では、**「ワクチンを利用できる状況にあるにもかかわらず、打つのが遅れるないし打つことを拒否すること」をワクチン忌避と定義しています。**つまり、すべてのワクチンを完全に拒否しているわけではなくても、ワクチンを打てるのにもかかわらず、地域で定められたスケジュールどおりに打っていない人は、ＷＨＯが定めた定義の上ではワクチン忌避に入ってしまいます。

さて、定義を確認したところで「日本はワクチン忌避の国である」かどうかというところに議論を戻しましょう。定義に沿って考えると、国が推奨しているワクチンがどれぐらい接種されているかということがポイントになります。

２０２１年９月現在、日本において予防接種法に基づいて誰もが受けるべきとされているＡ類疾病の感染症は14種類、ワクチンとしては10種類あります。まず、ジフテリア、百日咳、破傷風、ポリオ。この４つのワクチンは、日本では４種混合（DPT-IPV）ワクチンとしてまとめられています。また、麻疹と風疹はＭＲワクチンとして一度に接種します。これらに加えて、Ｂ型肝炎、ヒブ、肺炎球菌（小児のみ）、結核（ＢＣＧ）、水痘《すいとう》、日本脳炎、ロタウイルス、そしてＨＰＶです。

日本において、２０１８年にこれらのワクチンを必要な回数きちんと受けた人の割合は以下のとおりです。

DPT-IPV（96・2％）、ＭＲ（94・6％）、Ｂ型肝炎（92・3％）、ヒブ（95・3％）、肺炎球菌（95・5％）、ＢＣＧ（95・4％）、水痘（87・2％）、日本脳炎（１１０・０％）、ＨＰＶ（０・８％）。

このように、日本では、ほぼすべてのＡ類疾病のワクチンが高い接種率を実現しているのにもかかわらず、**HPVワクチンだけが異常に低い**ことが容易に見て取れると思います。

なお、日本脳炎の接種率が100%を超えているのは、2005年から2010年まで積極的な接種勧奨の差し控えが起きていたため、この間に打ち逃した方へのキャッチアップ接種を行っているのが理由です。ロタウイルスは2020年に定期接種に含まれたばかりなので、まだ接種率のデータはありません。

ユニセフによると、全世界[*4]のDPT（ジフテリア、百日咳、破傷風のセット）の接種率は、2019年はおよそ86%に過ぎず、2020年には約83%にまで低下しています。ア[*5]メリカでは特に小児肺炎球菌（81・0%）、DPT（80・7%）、ヒブ（79・6%）の接種率が低く、推奨されるワクチンをすべて接種した人の割合はなんと68・3%に留まります。

ほかにも接種率が低い国はたくさんあります。例えば、2018年の麻疹ワクチンの接種率は、フランス[*6]で約90%、ブラジルで約84%とかなり低い水準にまで低下しています。麻疹は非常に感染力が強く、集団免疫の達成には約95%の接種率が必要とされていて、実際に両国で麻疹の流行が起きてしまっています。

こういった国々に比べると、現在の日本の接種率は、世界的にみてもかなり高いと言えそうです。水痘は例外の1つで、1歳の時に麻疹、風疹、ヒブ、小児肺炎球菌、そして水疸の1回目を同時接種するところまではよいのですが、1歳3か月〜1歳6か月で接種する水疸の2回目を忘れてしまう家庭が多いのです。このため、1回目の接種率（96・0％）に比べると、2回目（87・2％）は少し落ちてしまいます。もともとお子さんが生まれたら1年間の育休を取る方も多く、1歳以降で接種するワクチンはついつい忘れがちなので、皆さんも気をつけてください。

このように、日本のワクチン接種行動は、国の姿勢によってほぼ規定されています。**「国が明確に勧めているワクチンについては、忌避は大きな問題にはなっていない」**と言っていいでしょう。一方で、**HPVワクチンに関しては、国の曖昧な態度が接種率に多大な影響を与えてしまっています。**

## 「考え方」としてのワクチン忌避

SAGEのワクチン忌避の定義は、あくまで打ったかどうかの行動で決まっています。できれば打ちたくないと思っていながらも、スケジュールどおりにワクチンを打っていれば、忌避とはみなされないのです。つまり、ワクチン忌避の定義には、今のところ**ワクチンについてどう考えているかという要素は含まれていません。**

定義に「考え方」を含まなかった理由の1つは、「ワクチンをなんとなく嫌がりながら打っている人」の指す範囲を具体的に説明することができないからです。実際に予定どおりにワクチンを打っている人が、どれぐらいワクチンに疑念を抱きながら接種したかという心の内を覗くのは難しいでしょう。その点、接種したかどうかであれば、クリアカットに議論ができます。

一方で、ワクチン接種率を上げて**ワクチン忌避を解決するためには、当然ワクチンに対する考え方は重要**です。なぜなら、ワクチンを打たない人の多くは、ワクチンの安全性を心配していたり、有効性を疑問視したりしているため、接種をためらうからです。その考え方をどう変えてもらうかということがとても重要で、これはSAGEが定義を決めた時[*7]の報告書でも繰り返し議論されています。

考え方が重要であるということは、**「ワクチンを義務化すべきかどうか」**という議論とも少し関連します。つまり、ワクチン忌避が「行動」の問題なのであれば、全国民に強制的に接種させれば解決するわけです。

そこまで極端ではありませんが、[*8]アメリカでは医療従事者のインフルエンザワクチン接種を義務化する病院が増えてきており、接種率の上昇という効果も見え始めています。ほかにも、ワクチン接種を入学の条件としている学校もあり、実際に私もハーバードに留学する時に、小児期からのワクチン接種記録の提出を求められました。

しかし、ＳＡＧＥのワクチン忌避ワーキンググループは、義務化の考えに懸念を示しています。世界的には、医療従事者のインフルエンザワクチン接種義務化が認められていない国もあり、文化的にすべての国で受け入れられる考え方ではないことが1つの理由です。学校での義務化についても、高所得国や中所得国では接種率の向上につながる可能性がありますが、低所得国では逆に初等教育へのアクセスを悪くしてしまう可能性があるでしょう。何より、**「ワクチンを強制することで逆にワクチンに対する信頼性を損ねるのではないか」**と指摘されているのです。

まとめると、ＳＡＧＥは「ワクチン忌避を接種行動で定義している」が、**「接種行動の源《みなもと》にはワクチンに対する考え方がある」**と考えており、ワクチンに対する信頼性を高めて接種率を向上させることが重要だと考えていると言ってよいと思います。

では、日本はワクチンを忌避する考え方の人が多いのでしょうか？　実はこれが日本の問題の本質です。これについては、世界のワクチン忌避研究の第一人者、ハイディ・ラーソン教授が繰り返し指摘しています。

ラーソン氏はマサチューセッツ州で育ったアメリカ人です。カリフォルニア大学バークレー校で人類学の博士課程を修了後、『アップル』に入社。アップルで教育現場でのコンピューターに関する調査などに携わったあと、『ゼロックス』に移ります。ゼロックスは1990年代当時、さまざまな企業や一般家庭にも普及し始めていたファックスが、国際的な企業で働く人たちにどのように使われているのかを知りたがっていました。そこで、ラーソン氏はちょうど2台のファックスを購入したばかりのユニセフに派遣されます。

しかし、人類学を専攻しており社会・文化的な問題に関心のあったラーソン氏は、ユニセフの仕事そのもののほうに関心が向いてしまいます。ゼロックスには戻らずそのままユニセフに就職し、WHOなどを経て公衆衛生学者の道を歩むこととなりました。その後ユニセフに戻り、世界のワクチンギャップを改善することを目標とした機関で働き始めます。就職して2年目の2003年に、ナイジェリアの大規模なワクチンボイコットを経験し、ワクチンに対する信頼とコミュニケーションに関する研究に没頭していきました。

2009年にはロンドン大学衛生熱帯医学大学院に移り、「Vaccine Confidence Project

（ワクチン信頼プロジェクト）」を設立します。このプロジェクトの主な研究の1つは、「Vaccine Confidence Index（ワクチン信頼性指数）」の開発です。これは、アンケート調査を元にワクチンに対する考え方を評価する指標で、さまざまな研究でワクチンに対する信頼性を測定するために利用されています。

２０２０年にラーソン教授らの研究グループは世界４大医学誌の１つ、『ランセット』[*9]にワクチン忌避に関する論文を掲載しました。この研究は、２０１５年から２０１９年にかけて、世界１４９か国でワクチン信頼性指数に基づいてワクチンに対する考え方を調査したものです。主な質問は「ワクチンは安全だと思う」「ワクチンは子どもにとって重要だと思う」「ワクチンは有効だと思う」の３つです。それぞれの質問に、「強く同意する」「強く反対する」「どちらとも言えない」と答えた人の割合をそれぞれ比較しました。論文には主に２０１５年のデータが掲載されていますが、本書では最新の２０１９年のデータをご紹介しましょう。

まず、「ワクチンは安全だと思う」という質問に強く同意する人が多かった3か国は、ウガンダ（約87・2％）、バングラデシュ（約85・2％）、リベリア（約83・4％）でした。一方、強く同意する人が一番少なかった3か国は、アルバニア（約19・2％）、リトアニア（約18・8％）、日本（約17・1％）で、**日本は世界の中でワクチンは安全だと強く同意する人が最も少ない国であることがわかりました。**

次に、「ワクチンは子どもにとって重要だと思う」という質問に強く同意する人が多かった3か国は、イラク（約95・2％）、リベリア（約93・5％）、セネガル（約92・4％）でした。一方、強く同意する人が一番少なかったのは、香港（約35・7％）、ロシア（約34・0％）、アルバニア（約26・1％）でした。**日本は強く同意する人の割合は約48・1％で、149か国中多い順から139番目**でした。

最後に、「ワクチンは有効だと思う」という質問に強く同意する人が多かった3か国は、インド（約84・3％）、マラウイ（約82・0％）、エチオピア（約81・4％）でした。一方、強く同意する人が一番少なかったのは、香港（約22・7％）、日本（約22・3％）、アルバニア（約14・2％）で、**日本は有効性を信じる人も下から2番目**という恐ろしい結果です。

G7の中で安全性に関する質問を比べると、カナダ（約67・0％）、米国（約61・1％）、ドイツ（約50・8％）、英国（約48・1％）、イタリア（約46・9％）、フランス（約29・7％）となります。ほかの先進国と比較しても、日本（約17・1％）の突出して低い信頼度がわかると思います。一方、シンガポール（約38・1％）、韓国（約32・5％）、中国（約

25・6％）、台湾（約25・5％）も軒並み低い数値で、東アジアの国はほかの地域に比べて極端に安全性に対する信頼性が低いということもわかります。

質問の性質上、何事にも強い意見を持たない日本人は「強く同意する」を選びにくいという指摘はあると思います。しかし、子どもを感染症から守るためにも非常に重要なワクチンについて、**「自信を持って接種している人はほとんどいない」**というのは、かなり衝撃的な結果です。

この論文は世界のワクチン忌避の論文の中で最も有名なものの1つです。この中で、ラーソン教授らは日本のワクチンの信頼性が低い原因を取り上げ、HPVワクチンの問題が原因ではないかと指摘しています。それほどまでに、2013年に厚生労働省が積極的な接種の勧奨を差し控えたことにより、接種率が約70％から1％未満に低下したということは、世界の公衆衛生関係者にとっても衝撃的だったのです。このニュースはSNSを通じて世界を駆け巡り、ラーソン教授らは、さまざまな国の反ワクチンコミュニティーから「称賛された」と指摘しています。

日本はHPVワクチン以外のワクチンの接種率は高いのですが、ワクチンを忌避する考え方の人が多いということがわかりました。そして、この問題はHPVワクチンの積極的勧奨の差し控えが強く影響しているということも事実でしょう。しかし、原因を本当にそれだけに求めていいのでしょうか？　私は、日本のワクチン忌避の歴史にその答えがあると考えています。

## ワクチンに対する熱狂

ハーバード公衆衛生大学院のマイケル・ライシュ教授は、最近『The Puzzle of Vaccine Hesitancy in Japan（日本のワクチン忌避のパズル）』[*10]という長い論文を発表しました。ライシュ教授は、ハーバード公衆衛生大学院で私が同級生と執筆したHPVワクチンに関する論文の指導者でもあり、日本の医療政策研究の第一人者です。

この項では、論文の内容を参考に日本のワクチン忌避の歴史を振り返りつつ、現在に至るワクチンの信頼性の低下にどのような影響を与えているか、私なりの考えをお話ししたいと思います。なお、論文の翻訳は『医学のあゆみ』[*11]という医学専門誌に4回に渡って掲載されていますので、日本語で読むことも可能です。

さて、世界で最初のワクチンは、1796年にエドワード・ジェンナーによって、牛の天然痘（牛痘）から作られたことはすでに説明しました。これを日本に定着させたのは、大阪大学医学部の前身とされる「適塾《てきじゅく》」を開いた蘭学者の緒方洪庵です。

ちなみに、大阪大学はこの歴史に誇りを持っています。今もまだ続いているかはわかりませんが、私が大阪大学に入学した時は、大学1年生の最初のオリエンテーションは適塾の見学でした。江戸後期、日本でも天然痘は猛威を奮っており、毎年多くの人が命を落とし、顔に痣《あざ》が残ったり失明したりする人もいました。西洋の医学書を読んで勉強していた緒方洪庵はもともと牛痘のことを知っており、日本に入ってくるのを待ちわびていたとされています。そして、1849年に福井藩の笠原良策《かさはらりょうさく》が長崎から牛痘の痘苗を手に入れたことを知り、これを譲ってもらうことになりました。

洪庵は「除痘館」という種痘所を開設しこの普及に取り組みます。しかし、**「牛痘を接種すると牛になる」「野蛮な国の獣臭い苗を求めて、日本の貴人に植えるとは実に嘆かわしい」**といった反対が起こります。新型コロナワクチンで問題になっている「ワクチンを打つと遺伝子が組み換えられる」だとか「国産ワクチンでないと信用できない」という意見と似ていると思いませんか？

洪庵たちはこういった忌避運動に対して、白い牛に乗った男の子が種痘針の付いた槍で疱瘡神《ほうそう》を追い払う錦絵を配って対抗します。この白い牛は、「白神（はくしん＝ワクチン）」の象徴で、ワクチンの効果を伝えるマンガのようなものです。ちなみに、洪庵の適塾に入門した医師・手塚良仙《てづかりょうせん》はあの手塚治虫《おさむ》さんの曾祖父にあたり、洪庵や良仙たちの奮闘ぶりは『陽《ひ》だまりの樹《き》』というマンガに詳しく描かれています。私もこれまでワクチンの大切さを伝えるマンガを10本以上、制作・監修してきましたが、マンガには時代を超えて人々の心を動かす力があると感じます。

このようなワクチン忌避の動きは、明治時代に入ってからも続きました。これが抑えられていったのには大きく2つの理由があります。

まず1つ目は、天然痘の流行です。1885年には明治時代最初の天然痘の大流行が起こり、[*12]1886年には7万人以上が天然痘を発症し、収束に3年を要します。1896年から1897年にかけても再度大流行が起こり、[*13]1897年には4万1946人が発症、1万2276人が死亡したとされています。この頃の医療技術では、天然痘の死亡率は約25～30％にも上り、相当恐ろしい感染症であったと言えるでしょう。こうした感染症の脅威は、人々を予防接種に前向きにさせました。

もう1つは、ワクチンの義務化です。1874年に明治政府は「種痘規則」を出し、天然痘の予防接種を受けるよう命令します。当初はあまり実効性がなく、接種率が伸び悩んだため、徐々に規制強化が行われ、1909年には「種痘法」により、天然痘のワクチン接種は法的に義務化されることが決まりました。そして、1910年の種痘法の施行以降、天然痘は患者数も死亡者数も激減していきます。

1948年には、「予防接種法」が成立します。戦後すぐで衛生環境が悪く、コレラやチフス、天然痘などが急増していた時期でした。この法律により、天然痘だけでなく、腸チフス、チフス、ジフテリア、百日咳、結核などの定期予防接種が義務付けられます。GHQや極東委員会の資料によると、予防接種法成立前後の接種率の向上により、天然痘や腸チフスの発症は大幅に減少したとされています。[*14]

1950年代の後半からは、ポリオの流行が問題になります。1958年から徐々に届出患者数が増えていき、1960年には北海道での流行のために5000人以上の患者が発生し、国内がパニックに陥ります。この頃には糞便中にポリオウイルスが排出されることがわかっており、流行の起きた北海道では、トイレの消毒用石灰のために町中が白くなるほどだったと言われています。

当時は、ポリオ不活化ワクチンの国内生産の準備が進められていました。しかし、1961年には国産ポリオ不活化ワクチンは検定を合格せず、ワクチンが不足する事態となりました。すでに前年を上回るペースで流行が起きており、5月に厚生省はファイザーから35万回分のワクチンを輸入します。しかし、これでは到底、日本全国をまかなえるような量ではなかったため、政府に対する不満が日に日に顕在化していきました。

当時、NHKは「小児麻痺根絶キャンペーン」を行い、毎日ポリオの感染者数を定時のニュースで流し、ワクチン確保が遅れていた厚生省を批判しました。[*15]子どもを抱えた母親が厚生省に詰めかけ、ワクチンの確保を迫る映像は今でも観ることができます。

こうした世論の圧力が影響し、6月下旬に厚生省は**ソ連とカナダから1300万人分の生ワクチンを緊急輸入**し、5歳以下の小児に一斉接種を行いました。[*16]ポリオ患者は減少に転じ、国民はこれを熱烈に歓迎します。NHKの番組では、テレビの前で司会者が輸入した生ワクチンを飲んでみせるというパフォーマンスも行われました。

しかし、ポリオの発生にはもともと季節性があり、春から増加して夏にピークが来ることはよく知られています。[*17]一斉接種は約1か月かけて行われたとされており、接種してから抗体価が上昇するのは3~4週間後と考えられているため、[*18]緊急輸入がこの時の発症者の減少にどれだけ影響を与えたかについては、慎重な判断が必要という指摘もされています。しかし、連日の報道の影響もあり、生ワクチンを強く支持する世論が徐々に形成されていったのです。

このため、厚生省は開発中であった不活化ワクチンを製造中止にし、生ワクチンを定期接種に組み込みます。たしかに生ワクチンは生産コストが安いなどのメリットもあるのですが、経口《けいこう》接種したあとに腸の中で増える間に病原性を強めることがあり、500万人に1人程度の割合で、本人や保護者に小児麻痺が起こってしまいます。病原性を完全に殺してしまった不活化ワクチンでは、効果が落ちる代わりにこのようなことは起こりません。

1990年代後半以降、ポリオが流行していない多くの先進国では、生ワクチンからより安全な不活化ワクチンへ切り替えていきました。日本は1980年に世界で最初に野生のポリオウイルスによる小児麻痺を撲滅できていたにもかかわらず、不活化ワクチンが定期接種化されるのに、なんと2012年までかかってしまいました。

もちろん、私は1961年の生ワクチンの緊急輸入自体に異議を唱えているわけではありません。ただ、1961年時点で不活化ワクチンの国内生産まであと一歩だったのに、極端なまでに生ワクチンだけに方針転換してしまったことが、その後に与えた影響は多分にあると思います。ワクチン政策は、なぜか臨機応変な対応が効きにくいのです。

このように、1960年代初頭は、**ワクチン推進論に強烈な追い風が吹いた時代でした。**一方で、こうした報道で過熱した世論の圧力が、科学的な合理性に疑問が残る政治判断につながった面もありました。そして、その陰で着々とワクチンに対する不信感も醸成されていったのです。

## 強烈な逆風の始まり

1948年に予防接種法が施行されてからわずか数か月後に、義務接種下での重い副反応の事例が起こります。1948年11月4日と5日に京都市でジフテリアの予防接種を受けた乳幼児606人が発症し、68人が死亡します。島根県では、京都市の報告があったにもかかわらず予防接種を敢行し、さらに16人の乳幼児が死亡しました。戦後最悪の犠牲者を出してしまったこの事例は、**「京都・島根ジフテリア事件」**と呼ばれています。

当時、GHQと厚生省は、集団予防接種を早急に始めるために、ワクチン製造業者にかなりの圧力をかけていました。それが影響したのか、ホルマリンの注入量を間違えたことにより、**ジフテリアトキソイドを十分に無毒化できていない製品が製造されてしまった**のです。厚生省の品質管理もいい加減に行われており、この問題を見抜けませんでした。その結果、有毒なワクチンが子どもたちに接種されてしまったのです。現在は「国立感染症研究所」で行う国家検定や、市販後の安全性管理のシステムが整備されていますが、当時の審査は非常に杜撰《ずさん》なものでした。

翌年1月19日の京都新聞には、「医師診断の際には既に手遅れ　注射禍は最大の悲劇」という記事で、GHQ公衆衛生福祉局長のサムス准将が京都の子どもたちの元を訪問している写真が掲載されました。記者に補償について尋ねられたサムス准将は、「厚生省と折衝の結果ある程度のアクションが具体化しつつある」と返答します。

しかし、その後に行われた刑事裁判では、製薬会社の社員のみが有罪となり、国家検定を行った政府関係者への処罰はありませんでした。さらに、[*19]**GHQが厚生省を通じて、ニュース映画でこの事件を報道することをやめさせるよう圧力をかけていた**こともわかりました。国からは一定の補償が行われましたが、[*20]被害者や被害者の遺族は、のちに補償や救済は強圧的で不十分だったと主張しています。

法律により罰則まで付けて、強制的に接種させられたワクチンによりこのような被害が起きたにもかかわらず、規模の大きな社会運動には発展しませんでした。このため、予防接種法による義務不履行に対する罰金は1977年まで続き、義務化も見直されることはありませんでした。しかし、障害を負った被害者たちやその家族、亡くなった子どもの遺族は強い怒りを持ち続けていたのです。

1960年代初めにポリオワクチンに対する熱狂を経験した日本ですが、徐々にワクチンに対して懐疑的な議論も生まれてきます。まず、1974年〜1975年の冬のシーズンに、**2人の乳児が百日咳ワクチンを含む混合ワクチンを接種したあと24時間以内に死亡**するという事件が起きました。

死亡例のワクチン接種との因果関係は証明されませんでしたが、国は百日咳ワクチンの使用を2か月間中止します。再開後も不信感は払拭《ふっしょく》できず、接種率は10％にまで低下してしまいます。これにより百日咳の流行が起こり、1974年には死亡者0まで抑え込めていたのが、1979年には1万3000人以上が発症し、41人が死亡することとなりました。最終的にこの問題は、1981年により安全性の高い無細胞ワクチンが開発されたことにより決着します。**因果関係の明らかでない有害事象のため、ワクチン政策が滞り、感**

**染症の流行により多数の死者が出る**という一連の流れは、このあたりから定着します。

1970年代になると、徐々に感染症の脅威は薄れてきます。その一方で、ワクチンとの因果関係の有無にかかわらず、ワクチンを接種したあとの死亡や障害に対する関心が高まることとなりました。

1973年6月19日、天然痘やインフルエンザ、ポリオなどのワクチンを接種したあとに死亡や健康被害が出たとして、26家族が東京地方裁判所に国を提訴します。この裁判を皮切りに、全国で集団訴訟が広がっていきました。一連の訴訟は26年間も続き、最終的に訴訟に参加したのは62家族にまで増えました。

これらの裁判では、ワクチンと有害事象の間に因果関係を認定するために、次の4つの要件が必要であるという基準が示されます。
①ワクチン接種と、予防接種事故とが時間的、空間的に密接していること。②ほかに原因となるべきものが考えられないこと。③副反応の程度が他の原因不明のものによるよりも質量的に非常に強いこと。④事故発生のメカニズムが実験・病理・臨床等の観点から見て、科学的、学問的に実証性があること。
裁判をやるからには、当然個別事例の因果関係を「証明」したいわけです。しかし疫学

的には、因果関係は集団同士の比較により、「推論」することしかできません。なので、本当にワクチンが原因かどうかを証明できなくても、この4つの要件を満たす場合はともかく「認定」するという対応が取られました。実際、裁判では多くの子どもに対して救済が認められました。逆に言うと、救済が認められたからといって、そのワクチンが危険であると科学的に証明されたわけではまったくありません。

この一連の裁判は、「健康被害救済制度」の制定につながります。社会を守るためには、ワクチンの接種率を高く保つことが必要です。そのために、国は予防接種を義務化していました。しかし、非常に稀ながらも副反応により死亡したり後遺症が残ったりする人がいるため、これに対しては補償で対応する必要があると考えたわけです。このことからもわかるとおり、健康被害救済制度は集団免疫の必要性を背景にした制度であり、定期接種のみに適応されます。

## 終わりを迎えた義務接種

次に起きたのは、麻疹、ムンプス（おたふくかぜ）、風疹の混合生ワクチンである、**MMRワクチンによる無菌性髄膜炎《ずいまくえん》**の問題です。

当時、麻疹と風疹は定期接種（すなわち義務）であり、おたふくかぜのワクチンは任意接種で、それぞれ別々に接種していました。しかし、3つの予防接種を一度で済ませて利便性を向上させるため、これらを混合したMMRワクチンの接種が1989年に開始されました。これは世界的にも標準的な接種方法です。

しかし、MMRワクチンを接種したあとに、無菌性髄膜炎という脳脊髄液の感染症の報告が増えてきました。これはムンプス（おたふくかぜ）の合併症としてもよく知られているもので、ほとんどの場合軽症です。

ワクチンによる無菌性髄膜炎の発症は、当初10万人～20万人に1人と考えられていましたが、次第に報告が増え、少なくとも数千人に1人の頻度で起きているということがわかってきました。しかし、[*21]**自然に感染すると1～10%が無菌性髄膜炎を発症する**とされており、自然感染に比べたら非常に稀です。また、より重症な脳炎が起こるリスクは、ワクチン（０・０００４％）のほうが自然感染（０・０２〜０・３％）よりもかなり低い上、**自然感染では難聴も起こる**ことがあります。

ここまで綴ってきたように、流行のリスクがある以上、ワクチン接種のメリットとデメリットを科学的に比較することが重要です。しかし、このような冷静な議論は、「副反応が当初の発表より多いらしい」という報道が続くと、なかなか受け入れられません。

こうした中で、１９９３年にＭＭＲワクチン接種後に死亡した２児の家族が、国とおたふくかぜワクチンを製造していた「財団法人阪大微生物病研究会（微研）」を訴えます。同年、ＭＭＲワクチンは中止になりました。

この訴訟では何が問題視されたかというと、**おたふくかぜワクチンの製造工程**です。当初、ＭＭＲワクチンは麻疹のワクチン、風疹のワクチン、そしておたふくかぜのワクチンをそれぞれ別の企業が製造し、それを混ぜたものを使用していました。このような性質上、検定で個々のワクチンの品質を調査するのが難しい状態でした。

おたふくかぜのワクチンを開発していた阪大の微研は、国に認められた「細胞培養法」では十分な抗体価の上昇が得られなかったため、「羊膜培養法」を使って原液を混ぜるという方法を取りました。この「羊膜培養法」も別に怪しい作り方ではないのですが、問題はこの**変更を国に届け出ていなかった**ことです。

裁判[*22]の判決文を要約すると、次のとおりです。

・製造承認を受けたとおりの方法（細胞培養法）で製造したＭＭＲワクチンでは、無菌性髄膜炎の発生率は３万５９０７人に１人というデータがある。

・承認を受けていない「羊膜培養法」を併用したＭＭＲワクチンでは、発生頻度は約１０００人に１人であった。

・羊膜培養法は抗体陽転率も高かったのだから、副反応も多かったと考えるのが自然である。

・副反応の発生率に違いが出たことについて、ほかに原因は認められない。

・このため、**製造方法の変更と副反応の発生に因果関係を認めることができる。**

・製造者は承認を受けた製造方法を遵守しなければならないという意識が希薄だった。

・このため、**国はワクチンの製造方法の無断変更がないように十分に周知徹底できていなかった**と考えられる。

・つまり、国には過失責任がある。

製造業者が手順を守らなかったのは国がちゃんと指導していなかったからだというのは、**国側にとってはかなり厳しい判決だと思います**。また、死亡や後遺症につながるほどの重い副反応は、軽症例がほとんどである無菌性髄膜炎の頻度の違いとは必ずしも関係がないはずですが、この点も十分議論されていません。何より、**ワクチンのメリットとデメリットのどちらが大きいかを議論した裁判ではない**ことには十分注意が必要です。あくまで、製造方法の変更届がなされていなかったことの不備を認められたに過ぎず、おたふくかぜワクチンに決定的な安全上の問題があったわけではないのです。

おたふくかぜワクチンはその後も任意接種で使われ続けており、無菌性髄膜炎が減っているわけではありません。海外ではより無菌性髄膜炎の頻度が低いワクチン（Jeryl-Lynn株）も開発されていますが、それが日本に輸入されるということもなく、塩漬けにされたままになっています。その結果、接種率が約30〜40%と低いために起きた2015〜2016年の流行では、300人以上が難聴を発症しました。[*23]

繰り返しますが、おたふくかぜワクチンの副反応としての無菌性髄膜炎は通常軽症ですし、本来は誰もが受けるべき重要なワクチンであることに変わりはありません。それにもかかわらず、**日本は先進国で唯一、おたふくかぜワクチンが定期接種化されていない**のです。この背景には、裁判の影響が少なからずあると思います。例えば、厚生労働省は今もMMRワクチンを接種した「被害者の声」を伝える動画を公式YouTubeで公開しています。ワクチン接種後の症状に悩まされる当事者にとってはもちろん悲劇的な問題ですが、感染症の後遺症のリスクについても、同様に伝えるべきでしょう。

さて、MMRワクチンを含め、1980年代頃からのワクチン訴訟で、国はどんどん敗訴するようになります。特に、1992年の予防接種禍訴訟では、東京高裁は一家族を除き国の過失と損害賠償責任を認める判決を出しました。

そして、前述の「京都・島根ジフテリア事件」の被害者の父親である吉原賢二《よしはらけんじ》氏が1994年に「全国予防接種被害者の会」を設立します。

こういった影響を強く受けて、1994年に「予防接種法」が改正されます。そして、**定期予防接種は「勧奨」に変わり、100年近く続いたワクチンの義務化の歴史は、ここで終わりを告げることとなります。**

また、ワクチン接種の手技に関する不備もありました。肝炎ウイルスやHIVが注射器の使い回しでうつることは今でこそ常識ですが、1940年代には十分わかっておらず、注射器も使い捨ての注射器の使用も一般的ではありませんでした。

ＷＨＯが予防接種時の注射器の使い回しを止めるように勧告したのは、１９５３年でした。日本では１９５８年に予防接種時に注射針を取り替えるよう指導しましたが、注射器本体（注射筒）の取り替えが行われていなかったり、注射針の取り替えも徹底できていなかったりと、現場レベルでは杜撰な手技が行われていました。

結局、これは国が１９８８年に注射筒の取り替えの指導を行うまで続き、国は「最大で40万人以上の子どもがＢ型肝炎ウイルスに感染した」という推計を発表しています。[*24]

これに対しても１９８９年に国に損害賠償を求める訴訟が始まり、２００６年に最高裁で国の賠償責任が認められました。そして、２００８年以降、Ｂ型肝炎訴訟は全国に広がっていきました。

１９７３年のさまざまなワクチンに対する集団訴訟、１９９３年のＭＭＲワクチン訴訟、２００８年のＢ型肝炎訴訟、そして因果関係が科学的に証明されていない２０１６年のＨＰＶワクチンの集団訴訟は、いずれも日本のワクチン行政に大きな影響を与えました。

**個人に対する補償を認める仕組みは絶対に必要ですが、感染症から私たちを守るためのワクチンも重要**です。そのバランスを取ることが、なぜか難しくなってしまうことがあるのです。

ワクチンを接種する時に、こうした歴史を意識している人はほとんどいないと思います。HPVワクチン以外の定期接種の接種率が高いことからも、現代に直接的な問題を多く引き起こしているとは言えないでしょう。しかし私は、1つ1つの訴訟の判決に対する不十分な理解が、メディアの報道姿勢にも影響を与え、じわりじわりと日本人のワクチンに対する不信感につながってきたのではないかと考えています。それが、**HPVワクチンの副反応を主張する報道で、数十年ぶりに一気に噴出した**のだと思います。

## ワクチン忌避を打ち破るには

私がTwitterを使い始めたのは、2019年1月のことでした。ハーバード公衆衛生大学院の受験の道のりがそれなりに大変だったので、このノウハウを多くの人と共有したいと思ったのがきっかけでした。しかし、しばらくすると、**SNS上にはワクチン忌避が溢れている**ことに気づいたのです。

例えば、2018年1月5日にBuzzFeedの岩永直子さんは、「『命を守るのに躊躇はいらない』子宮頸がんを経験した政治家がワクチン再開を訴える理由」という記事を書いています。これは、長い間ずっとＨＰＶワクチンの必要性を訴えてきた三原じゅん子参議院議員のインタビュー記事です。自身が２度流産したあとに、子宮頸がんで子宮全摘が必要になった三原議員が、**「街中で小さな子供を見かける度に傷ついていく自分がいました」**と語りながら、自分と同じ思いをしなくて済むよう**「ＨＰＶワクチンを受けて欲しい」**と訴える記事は、刺さるものがありました。

しかし、この記事がなぜか２０１９年２月に掘り起こされて、

「『金儲けするのに躊躇はいらない。何人の犠牲がでようと構うものか。販売できるうちに販売してしまえ、あらゆる手段を使って』の間違いではなかろうか？」

というツイートが投稿されました。三原議員に対して、「専門家の嘘に騙されて広告塔として利用される、憐れむべき人生」と誹謗中傷するリプライもついています。今でこそＨＰＶワクチンでこのような投稿がされることはずいぶん減りましたが、当時は日常茶飯事だったのです。

この頃、ＳＮＳ上で一切ブレずにＨＰＶワクチンの情報を発信していた医師が２人いました。１人は、峰宗太郎《みねそうたろう》先生。最近よくテレビでコロナの解説をされているので、ご存じ

の方も多いと思います。峰先生は、「ＥＢウイルス」という、ＨＰＶと同じく、がんを引き起こすウイルスが専門の病理医で、ＨＰＶについてもとても詳しいのです。そして、複数の子宮頸がん患者の解剖の経験から、この病気を防ぐことができるＨＰＶワクチンが実質的に中止されていることに、心の底から怒っていました。

もう1人は、子宮頸がんを専門にする匿名《とくめい》の産婦人科医です。彼は、多くの子宮頸がん患者さんの中でも、30代で子宮頸がんを発症した人のことが強烈に印象に残っていると言います。その患者さんは、がんが見つかって子宮を摘出しましたが、1年後に肺と脳に再発が判明しました。再発への治療も効果が乏しく、ご本人と夫は次第に死を受け入れるようになりました。しかし、ご両親は娘の死を受け入れることができず、特に父は主治医にも強くあたるようになったそうです。「自分の娘が小学校低学年と幼稚園の孫を残して命を落とすことになる」ということに対するやり場のない怒りの矛先が、治療を担当する医師に向いてしまったのです。

ご本人の病状は悪化して呼吸が苦しくなり、麻薬を使って少しでも苦しみを抑える治療が必要になりました。その影響もあって、一日中うとうとしている日が増え、面会に来ていたお子さんたちとお話しするのも次第に難しくなってきました。そして、30代半ばにして、ご家族に見守られる中、亡くなりました。お看取りを終えたあと、彼に強くあたることがあった父親は、誰よりも深く頭を下げて、「娘の治療にあたっていただいて、ありがとうございました」と言ってくれたとのことです。愛する娘が若くして治らないがんになったことを、誰かのせいにしたくなった父親の気持ちは痛いほどわかります。この時、彼は**「同じ想いをする人をなくしたいと強く決意した」**そうです。そして、Twitterでどれだけ批判に晒されてもHPVワクチンの大切さを訴え続けていたのです。

私も徐々に彼らに感化され、ハーバード公衆衛生大学院での授業や研究に取り組みながら、SNS上でHPVワクチンに関する情報発信をするようになりました。

そうして、Twitterでワクチンのツイートを見ているうちに、ワクチンを打ちたくない人には、いくつかのパターンがあることに気づきました。そして、**そのパターンに応じた障害を取り除くことができないと、解決には至らない**ことがわかりました。また、同じようなことは世界中の研究者も考えており、論文として発表されていることを知りました。

WHO[*25]がワクチン忌避を定義した論文では、ワクチン忌避の考え方の中身を3つの単語の頭文字を取った「3Cモデル」で説明しています。ここでは、この論文のフレームワークに沿ってワクチン忌避のパターンを解説していきましょう。

3Cモデルの3つの要素は、Confidence（信頼）、Complacency（無頓着さ）、Convenience（利便性）です。ワクチン忌避にしろ、ワクチンを積極的に接種しようとする行動にせよ、この3つの要素で多くは説明できると思います。

中でも、Confidence（信頼）は最も重要な要素です。なぜなら、**ワクチンの有効性や安全性に対する信頼がなければ接種しようとは思わないからです**。ここには、医師や医療システム、ワクチン製造や製薬会社そのものに対する信頼も含みます。そして、ワクチンの必要性を決めている政策決定者に対する信頼も重要です。

Complacencyは「現状に対する満足」とか「無頓着」といった意味ですが、要は**感染症を脅威だと思っていないという態度**のことです。自分が感染することはない、あるいは感染しても重症化することはないと考えていると、感染症に対しても無関心だし、感染対策にも興味がない状態になり、ワクチン接種行動にも前向きにはなりません。これは特にワクチンが普及した結果、集団免疫を達成した疾患で起こりやすい認知メカニズムです。

Convenienceは、ワクチンを受けるための手順が面倒だとか、ワクチンの予約が取れないという、「利便性」のことです。とんでもなく不便な場所に住んでいたり、多言語国家に暮らすマイノリティで、そもそもワクチンの説明文を理解できない方々にとっては、より深刻な問題である場合が多いという批判もあります。このため、Constraint（制約）という言葉が使われることもあります。日本ではどちらかというと「利便性」のほうがしっくり来ますが、HPVワクチンを定期接種で打ち逃し、3回で約5万円の出費に悩む状態は、「制約」のほうが合っているかもしれません。

3Cモデルを使うと、ワクチンの接種行動を決めている因子をよく説明できると考えられています。つまり、ワクチン忌避の「行動」と「考え方」を上手く結びつけることができるようになったのです。

## ワクチン・医療・政府に対する信頼の欠如

3Cモデルの中で、最も重要な要素はConfidence（信頼）だと述べました。実際、SNSで見られるワクチン忌避の8割はここに分類されると言っても過言ではありません。ただし、これは必ずしも「ワクチンに対する」信頼のみを意味するわけではありません。

2021年6月20日に、青山まさゆき衆議院議員（当時）は、新型コロナワクチンについて「胎盤が異物である受精卵を着床《ちゃくしょう》させ育《はぐく》むのにウイルスが作用していることが判明している。**スパイク蛋白質に対する抗体を作ってしまうことが、この作用を障害する恐れがあるとも指摘**されており、治験期間が短かったことから現時点でその可能性を完全に否定することは出来ない。」というツイートを投稿しています。

　そもそも、受精卵の一部が胎盤になるので、「胎盤に受精卵が着床」というのは意味不明なのですが、それは本質ではないので置いておくとしましょう。「スパイク蛋白質に対する抗体」というのは、第1章で紹介したマイケル・イードン氏が流した誤情報だと思われます。

　青山議員はこれまでに繰り返しワクチンに関する誤情報を流しており、多くの医師がかねてからこれを問題視していました。そこで私は、「なぜこういう情報源に辿り着くのか。自分からそのような情報を求めているようにしか見えません。」とツイートしました。すると、「医師として大切な未知への『恐れ』が感じられない。過去にサリドマイド被害が発覚するのに数年を要したことはこの方はご存知なのだろうか？　もっとも大事な催奇性や妊娠関連について、**1年にも満たない治験期間でどうやって確認できたというのだろう。**」というリプ（返信）が来ました。

これは典型的な「信頼の欠如」です。1つは、新型コロナワクチンの安全性に対して、信頼できないということが見て取れます。「治験期間が短い」というのは新型コロナワクチン忌避の常套句《じょうとうく》なのですが、青山議員が主観的に「短い」と感じたのは事実なのだとしても、ほかの治療薬やワクチンと比べて取り立てて短いわけではありません。

そして、より重要で本質的な問題として、青山議員は**「医療技術そのもの」を信頼していない**ということがみてとれます。あるいは、「新しい医療技術」を信頼していないのかもしれません。これは、1960年代前半の「サリドマイド事件」を引き合いに出していることからもよくわかります。

サリドマイドの副作用による催奇形性《さいきけいせい》は、世界中で問題になりました。このため、1963年に「生殖発生毒性試験」のガイドラインが通知されました。これは、新たに開発された医薬品について、母動物の一般的な影響、母動物の生殖に及ぼす影響、そして次世代の発生に及ぼす影響を調べましょうというものです。当然のことではありますが、薬事規制や承認審査の世界でも、過去の過ちを繰り返さない努力が常に続けられています。

もちろん、新型コロナワクチンについても、ラットの実験で、接種した母ネズミが問題なく妊娠できることが確認されています。この実験では、解剖によって、母ネズミの子宮や卵巣にも、子ネズミの臓器にも異常がないことを確認しています。しかし、私がこの説明を行っても、青山議員が安全性についての説明を受け入れることはありませんでした。

また、医療従事者に対する信頼の欠如も確実にワクチン忌避につながります。

2021年9月2日に、私は『ABEMAヒルズ』というインターネットテレビのニュース番組に出演しました。そこで、HPVワクチンの問題について、ジャーナリストの石《いし》戸《ど》諭《さとる》氏と議論しました。

石戸氏はこれまでに、HPVワクチンを接種したあとに体調不良を経験した方のことを取材されています。取材の時には、「ワクチンを接種したから症状が起きたわけではないと僕は考えています」と前置きされてからお話を聞くそうです。その上で話を聞くと、彼女たちが抱いているのは**ワクチンに対する不信感だけではない**ことがわかるそうです。

さらに石戸氏は「(親御さんや本人の)言葉として出てくるのは、HPVワクチンに対する不信感なんだけど、そうじゃなくて、よくよく話を聞いてみると、病院に行っても門前払いされちゃったとか、精神科に行ってくださいと言われたり、精神科に行っても『うちじゃないですよ』と言われちゃった。最終的には、体調が悪そうにしているのに、大学病院に行っても誰も診てくれない、ということを繰り返されちゃう。こういうことによって、

**『医療業界全体に対する不信』が根強く残ってしまう**」と指摘されていました。これは本当にそのとおりです。

ＨＰＶワクチンを打ってからさまざまな症状が出た女性たちにとっては、「ＨＰＶワクチンを打ったあとにこうなった」ということは、やはり厳然たる事実なのです。もちろん、安易にＨＰＶワクチンとの因果関係を肯定し、免疫を抑える薬物治療を行うのは間違いです。しかし、彼女たちの訴えを頭ごなしに否定したり、もっとひどい場合には症状を否定したり気のせいだと言った医師がいることは、到底許されないことです。繰り返しますが、**心身の反応により身体の症状が出るのは実際に起こること**であり、たとえ検査で異常が見つからなくても、症状が偽物というわけではありません。

このような一部の医師の態度が、ＨＰＶワクチンの騒動をものすごく複雑な問題にしました。ＨＰＶワクチン接種の有無に関係なく、思春期にこのような症状が出た子どもたちに対して、**医療従事者の側が信頼される診療体制を構築できないと、ワクチン忌避の問題は前に進まない**のは間違いありません。こうした反省を活かし、現在は各都道府県でＨＰＶワクチン接種後の症状を診療する「協力医療機関」が整備されましたが、個々の医療従事者が機能性身体症状への理解を深めることも大切です。

## ナイジェリアのワクチンボイコット

海外の事例の中にも、3Cモデルの最初の"C"、ワクチンの信頼（Confidence）の重要性を語る上で欠かせない事件があります。それは、2003年2月から2004年7月まで続いたナイジェリアの大規模なポリオワクチンの忌避運動です。この問題の恐ろしいところは、ワクチンの安全性そのものにはまったく問題がなく、ワクチン接種のあとに体調不良が起きた子どもは1人もいなかったことです。ただ単に、政治的・宗教的な信頼関係が崩れたことによって、**世界中の子どもたちの健康に深刻な被害をもたらした**のです。

1988年にWHOは、2000年までに世界でポリオを根絶する計画を立てました。1996年には当時の南アフリカ共和国のネルソン・マンデラ大統領が、「アフリカからポリオを追放する」キャンペーンを始めます。全国予防接種デーにワクチン接種チームが頭の上に荷物を抱えて、橋のかかっていない川を渡りながらアフリカの隅々にワクチンを届けようとする写真は、このキャンペーンの象徴的なものとなりました。

2003年には、WHOは西アフリカと中央アフリカで1500万人以上の子どもにポリオワクチンを接種する計画を立てます。特に問題となっていたのはナイジェリアで、この時、全世界の約45％、アフリカ全体の約80％のポリオ患者がナイジェリアに発生していたのです。しかし、最も**ワクチン啓発に力を入れるべきナイジェリアで、完全に計画が狂わされる**ことになります。

2003年、ナイジェリアの3つの州で、ポリオワクチンの接種キャンペーンが中止されます。きっかけは、**「ワクチンを打つと不妊になる」という根も葉もない噂が広がった**ことでした。[*27]

ナイジェリアでは1980年代に、1人の女性が産める子どもを4人までにするという計画生育政策が取られました。これがワクチン接種と紐付けられ、「ワクチン接種は政府による人口削減が目的である」という噂が根付く土壌があったのです。最初にこの噂が広まった北部のカノ州は、ナイジェリアの中で最も人口の多い地域です。2006年の国勢調査によると、州都のカノ市には200万人以上の人が暮らしています。イスラム教徒が多く暮らしており、南部に比べて西洋医学を用いる人が少ない地域でもあります。

カノ州の州知事は、「ワクチンを打つと不妊になる」という言説を信じてしまい、ポリオワクチンの接種を停止させます。**イスラム教の指導者もこれに同調した**ため、収拾がつかなくなりました。

このような噂が強く信じられた背景には、[*28]**政治的な要因が非常に大きい**とされています。2001年9月11日のアメリカ同時多発テロ事件により、西洋諸国とイスラム過激派は強い緊張関係に入りました。ブッシュ大統領はイラクとイランを「悪の枢軸《すうじく》」と呼び、2003年3月にイラク戦争を開始しました。このため、アフリカ北部のイスラム圏では、西洋諸国に対する不信感が急激に高まっていきました。

例えば、カノ州で「ナイジェリアシャリーア最高評議会」というイスラム集団を率いていた医師のダッティ・アフメドは、「ポリオワクチンはアメリカや西洋の同盟国の悪人によって汚染されている」と主張しました。そして、「不妊になる成分やエイズの原因になるウイルスが入れられているのだ」という噂を広めたのです。

国内の政権交代も大きな役割を果たしました。ナイジェリアでは独立以来30年以上、北部が政権を支配していたのですが、1999年に南部の民主主義政権が樹立しました。これにより、北部と南部での政治的な対立が生まれました。カノ州を始めとする北部の州は、南部によって率いられている政権が、**「西洋諸国の利益のためにポリオワクチンを押し付けてきている」**という疑いを持ち始めてしまったのです。

**西洋の製薬会社に対する不信感もこの背景にありました。**１９９６年に、ナイジェリアでは「髄膜炎」という感染症が流行しました。製薬会社のファイザーは、カノ市の２００人の子どもを対象に、「トロバフロキサシン」という抗生剤と、髄膜炎の標準治療の効果を比較する臨床試験を行いました。結果的に、トロバフロキサシンが使われた子ども11人が死亡し、後遺症が残った子どもたちも多く出てしまいました。

この研究に参加した子どもの家族は、「トロバフロキサシンが研究段階の薬であることを知らされていなかった」と主張し、ファイザーに対する抗議デモや訴訟に発展しました。のちに『ワシントン・ポスト』[*29]は「トロバフロキサシンで明らかに症状が悪化していった子どもに対して、代わりの抗生剤が使用されなかった」など、ファイザーの研究に倫理的な問題点があったとする機密文書をスクープしています。[*30]ファイザー側は不正を否定しつつも、訴訟が長引くことを避けるため示談金を提示し、２００９年に家族側がそれを受け入れることとなりました。

このポリオワクチン忌避の問題は、宗教的な介入により決着することとなります。北部のイスラム教徒のグループは、「南部のナイジェリア政府による調査結果にはイスラム教徒たちの意見が反映されていない」といって安全性を認めようとしませんでした。そこで、ナイジェリア政府とイスラム教グループの代表者の両方が、南アフリカ、インドネシア、インドなどに派遣され、汚染がないことを証明することになりました。ナイジェリアのイスラム教徒たちに信頼されていた世界最大のイスラム教国家であるインドネシアの調査結果が決め手となり、北部の指導者はポリオワクチンの安全性を認めることになりました。

ナイジェリアのポリオワクチン忌避の影響を受け、イエメンやサウジアラビア、インドネシアなど世界20か国以上にポリオの感染が広がり、1500人以上の子どもたちが小児麻痺に罹患する結果となってしまいました。「世界ポリオ根絶イニシアティブ」が、この件によるアウトブレイクを食い止めるために使った費用は、5億ドルに上ると言われています。[*31] ナイジェリアでポリオの地域流行が収束するのには、16年後の2020年までかかりました。[*32] なお、2021年になっても、アフガニスタンとパキスタンでポリオの地域的な流行が続いています。

前述の「考え方としてのワクチン忌避」の重要性を主張する、ロンドン大学衛生熱帯医学大学院のハイディ・ラーソン教授の考え方は、ナイジェリアのポリオワクチン忌避の教訓が元となっています。ラーソン教授はこの時、村から村を渡って市民にワクチンの重要性を説《と》き、政府の高官に会い、州のテレビに出演して質問に答えるなど、対話をベースにした活動をずっと続けていたのです。

ナイジェリアのポリオワクチン忌避を解決したのは、医療技術の進歩や科学教育などではありませんでした。ラーソン教授がやってきたような、**お互いの信頼関係を結ぶ地道な取り組み**によって、少しずつわだかまりが溶けていったのです。

彼女は講演やインタビューで「ワクチン忌避にはどう取り組めばよいか？」と聞かれたら、必ず「**まず相手の話を聞くこと**」と答えます。「イスラム教国家で安全性が調査されるなら納得できる」と考えている人たちに、「いかにワクチンで不妊を起こすのが難しいか」を説明しても意味がないのです。**相手が何を考えているのかを正しく理解し、懸念を取り除いてあげること**が何よりも大切だということです。

## 若者のワクチン忌避に効く2つのC

こういった「信頼」とはまったく別次元の問題もあります。特に、若い世代がワクチン接種に興味がないのは、ワクチンが怖いと思っているわけでも、医者に対する不信感があるわけでもない場合が多いのです。

私は2021年7月に『コムドット』というYouTuberと、新型コロナワクチンについての動画を撮影しました。コムドットは同じ中学校で育った20代前半の男性5人組のグループで、[*33]「女子高生・女子大生トレンドランキング」の2021上半期YouTuber部門で1位になるなど、特に若い女性からものすごい人気を博しています。動画の内容を言葉で説明するのは難しいので、若い世代がどんなことに興味を持っているのか知りたい人は、ぜひYouTubeを観てみてください（『【炎上覚悟】遠慮なしで医者にコロナウイルスの質問ぶつけまくった結果…』で検索）。

私との撮影の約1か月前になるのですが、人気YouTuberが緊急事態宣言下で大人数で飲み会をしているのを週刊誌がスクープしました。この事件はかなり大炎上したため、ご存じの人も多いかもしれません。コムドットの一部のメンバーも飲み会に参加しており、ものすごいバッシングを浴びました。彼らはこの件を深く反省しており、「今度は自分たちの影響力をいい方向に使いたい」と言って私たちに声をかけてくれたのです。

彼らが私に教えてくれたのは、**「若者は重症化しない」という情報が〝圧倒的に信じられている〟**ということです。若い世代は、コロナに感染するということをまったく怖いと思っていないのです。

私がここで言いたいのは、飲食店の時短制限に協力しない若者が悪いということではありません。むしろ20代の遊びたい盛りにずっと自粛を強いられる辛さはよくわかります。

ここでの論点は、**「コロナを脅威に感じていない若者がコロナワクチンを打ちたいと思うわけがない」**ということです。先程の3Cモデルで言うところの、Complacency（無頓着さ）にあたります。

コロナワクチンの接種率を上げるためには、**「コロナは怖い・嫌な・かかったら損をする病気である」ということを説明しなければならない**のです。実際に若い世代の重症化率は非常に低く、長引く緊急事態宣言のためもはや完全に興味を失っているので、これはけっこう難しいことです。

アメリカのワシントンD.C.で内科医として働く安川康介《やすかわこうすけ》先生は、7月20日にこのようなツイートをしました。「『若者は重症化しないからワクチンは必要ない』と言う人がいます。日本の『重症』の定義は人工呼吸器や集中治療が必要な状態です。30代、40代でも中等症になる方はそれなりにいて、僕も多く診てきました。軽症や中等症といってもピンとこない方もいるので、スライドを作ってみました。」

このツイートはものすごく拡散され、8万回以上のリツイートと14万以上のいいねがついています。新聞やテレビでも何度もこの図が使われ、**医療従事者のいう「重症」と、非医療従事者の考える「重症」がまったく違うことが説明されました。**コロナの「重症」とは生命に関わる状況であり、「軽症」であっても39度の熱が出たり、しんどくて食事ができなくなったりする状態が数週間続くこともあるということを、若い世代に伝えていくことが重要なのです。

また、**後遺症についての情報提供も大切**です。日本の報告では、[*34]新型コロナウイルスで入院した人の4割以上に嗅覚・味覚障害が出現し、特に匂いがわからないという症状は数

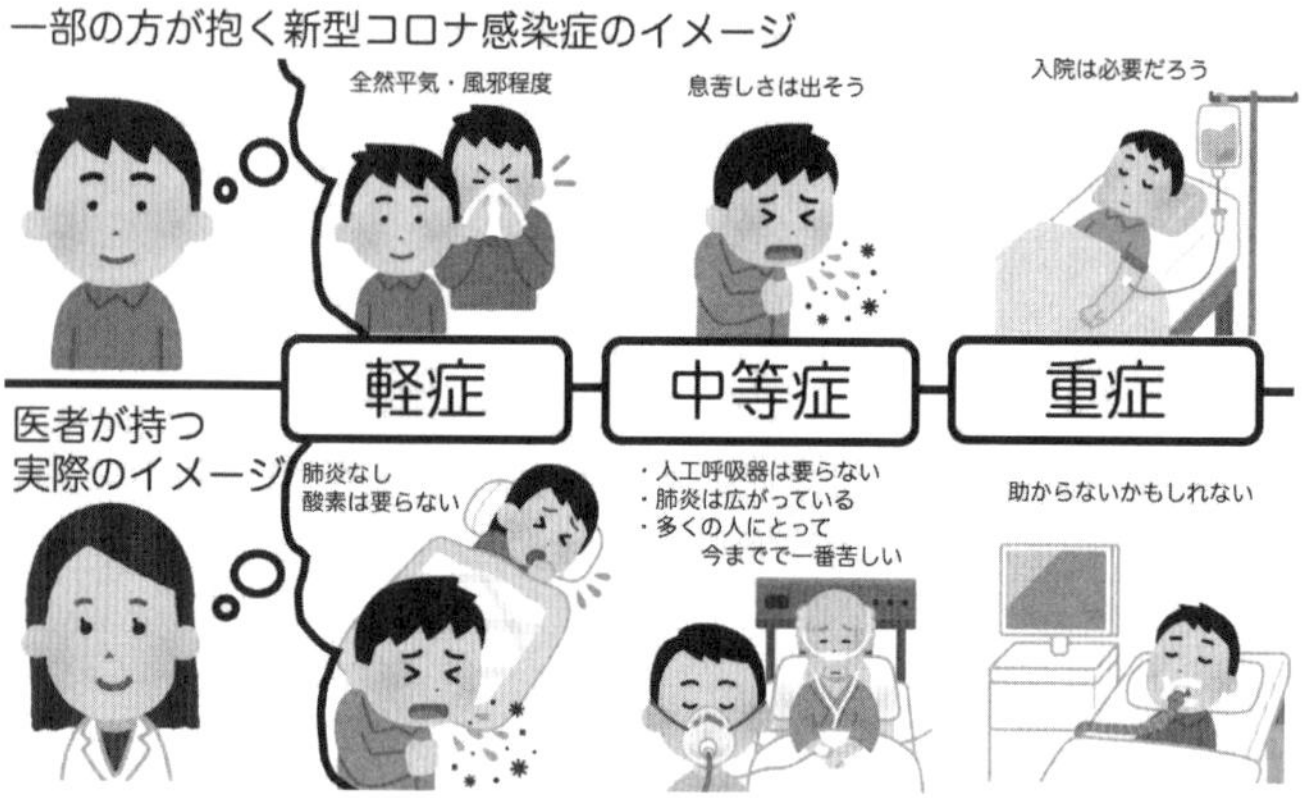
一部の方が抱く新型コロナ感染症のイメージ
全然平気・風邪程度
息苦しさは出そう
入院は必要だろう
軽症
中等症
重症
医者が持つ
実際のイメージ
肺炎なし
酸素は要らない
・人工呼吸器は要らない
・肺炎は広がっている
・多くの人にとって
今までで一番苦しい
助からないかもしれない

か月以上続くこともあることがわかっています。また、回復期には約24%もの人に脱毛が見られたということも、知らない人も多いと思います。

内閣官房のホームページには、漫才コンビ・ミルクボーイの内海崇《うつみたかし》さんが、「石鹸《せっけん》の匂いも自分の匂いもわからなかった」「何を食べてもおいしくなかった」というリアルな体験談を掲載しています。こうした取り組みは、新型コロナワクチンの接種率をさらに上げることにつながると思います。

また、Convenience（利便性）も重要です。若い世代は、先々の予定を確保し、自分で予約を取るなど、**手間をかけて打ちに行くほどの価値を感じていない人が非常に多い**のです。こうした層には、**予約なしで接種できる会場の確保やインセンティブが必要**になってきます。

２０２１年8月20日に開設された渋谷の若者ワクチン接種センターは、この方向性に合う施策です。開設すると同時に長蛇の列ができたため、「余計に密な状況を作っている」という批判がありましたが、私はこの批判は本質的ではないと思っています。接種意欲の高い若年層が打ち終わったら、必ず「それほど関心がない」人が残ります。そういう方たちが、**空いた時間にフラっと立ち寄って打って帰れる会場が全国にもっと必要**です。

米国では、ワクチン接種に対してインセンティブもたくさん用意されました。ワクチンを接種すると、「ドーナツがもらえる」「ビールがもらえる」「大学の奨学金がもらえる」「1週間地下鉄乗り放題」「1億円当たる」などなど、各州が工夫をこらしています。中には、「ワクチンを打つと大麻がもらえる」とか「ショットガンとライフルが当たる」という、とんでもない政策まで飛び出しました。

日本でも、群馬県がワクチンを接種した20〜30代を対象に、スバルXVが当たったり、群馬県で使える旅行券が当たるという取り組みを行っています。また、企業[*35]がワクチンを打った従業員に対して、独自に休暇や特別手当を支給するケースもあります。

これに加えて、新型コロナウイルス感染症対策分科会は**「ワクチン・検査パッケージ」**を提案しています。これは、医療機関での面会や県境を越える旅行、大規模イベントや大学での対面授業など、感染リスクのある行動をする人に、新型コロナワクチンの接種証明か、PCRなどの検査の陰性証明を提示することを求めるというものです。この本が出版される頃にどのようにして活用されているかを予想することは難しいですが、比較的リスクの低い人を集めて社会経済活動を再開するというメリットに加え、新型コロナワクチン接種の強力なインセンティブになると思います。

一方で、アメリカでは「金銭的なインセンティブはワクチン接種率の向上につながらなかった」という研究も出ています。[*36] インセンティブの額が少なすぎる、当選の確率が低すぎる、すでにそれなりの人が打っていた（40％以上）など、さまざまな原因が考察されていますが、日本でどのぐらい効果があるかは、慎重に判断する必要があると思います。

## 「こびナビ」の立ち上げ

このような新型コロナワクチンへの忌避を打破するために立ち上げたのが、**「こびナビ（CoV-Navi）」**です。

新型コロナワクチンができた時に、日本でなぜHPVワクチンがまったく打たれなくなったのかという経緯を知っている多くの医師は、**新型コロナワクチンでも当然同じことが起こる**だろうと思っていました。これを防ぐため、私は2020年11月にファイザーのmRNAワクチンの第3相試験の結果が発表されてから、少しずつ活動を開始していました。

最初に取り組んだのが、2020年12月27日に、米国の国立研究機関で博士研究員として働く峰宗太郎先生と2人で、「新妻免疫塾《にいづま》」というYouTubeチャンネルへ出演することでした。新妻免疫塾はスタンフォード大学の博士研究員で、免疫を専門にしている新妻耕《こう》太《た》先生が運営しています。新型コロナウイルス感染症が流行し始めてから、ウイルスや免疫に関するわかりやすい動画を投稿していた、信頼できるチャンネルです。

峰先生は、私たちが出る約1か月前に新妻免疫塾でワクチンの基礎の話をされていたので、私はワクチンの疫学研究について解説しました。ウイルス学を専門にする峰先生と、臨床研究を専門にする私の2人で新型コロナワクチンについて話すのは、とてもバランスがよかったと思っています。

この頃、Twitter上でも問題になり始めていたのは、**メディアのワクチン忌避報道**です。例えば、2020年12月18日には朝日新聞が「急造ワクチン、受けるか待つか　接種開始の国で悩む邦人」という記事を書きました。記事の中では、「ワクチンは普通10年ほどかけて開発するもの。1年で実用化なんてあり得ない」と話す男性会社員の話や、「いずれ日本に帰るのに、接種から年月が経ってから副作用が出たら誰が補償してくれるのか。ワクチンがアジア系にどの程度有効かもわからない」と話す現地支社の社長を務める男性の話が紹介されています。

また、2021年1月20日には、オリコンニュースが『新型コロナワクチン、6割超「受けたくない」 女子高生100人にアンケート』というタイトルの記事を配信します。これは、調査会社を通じて女子高生100人に対しアンケートを取り、「コロナウイルスのワクチンが日本で利用可能になった場合、早期に接種を受けたいですか?」と聞いたところ、66人が「受けたくない」と答えたという内容の記事です。驚くべきことに、この記事は毎日新聞、朝日新聞、中日新聞などのサイト上で掲載され、毎日新聞に至っては公式Twitterでこの記事をリツイートしてしまったのです。

こうした記事を書いたり、拡散したメディアには悪気があったわけではないと思います。**多くのマスメディアが取り上げがちなのは、「不安の声」だからです。**新型コロナワクチンに不安を感じている人がいる中、その声を届けるという原理が働くのだと思います。

しかし、私はワクチンに関する報道でこれをやるのは意味がないと思っています。なぜなら、**どんなワクチンかわからないのに接種に不安を感じるのは当然だから**です。であるならば、最初に、「あなたと同じように不安を抱えている人がいます」ということではなく、「このワクチンはこのようにして開発され、このような原理で効果を発揮します」とか、「ワクチンの安全性はこうした手法で確認されています」という、**科学的な情報を伝えるべき**

なのではないでしょうか。

こうして「不安に共感する報道」が不安の連鎖を広めていくことで、多くの人が新型コロナワクチンに拒否感を持ってしまうのではないか。このままでは、ＨＰＶワクチンの二の舞になってしまうのではないか。そして、**日本だけがいつまでも新型コロナウイルスの流行が収まらない国になってしまうのではないか**――２０２０年末から２０２１年初頭にかけて、私はこの強い危機感を持っていました。

この頃、公衆衛生に関連するFacebookグループには、同じような危機感を持った医師が多く集まっていました。東京大学大学院で公衆衛生学を学ばれた千葉大学医学部附属病院次世代医療構想センター長の吉村健佑《よしむらけんすけ》先生を中心に、千葉大学のつながりで縁が広がっていました。例えば、千葉大学出身でアメリカのテキサス州にあるベイラー医科大学・テキサス小児病院で小児感染症科のフェローシップをされていた池田早希《いけださき》先生、アメリカで感染症の専門医の資格を取得され、千葉大学医学部附属病院で感染症内科医として勤務している谷口俊文《たにぐちとしぶみ》先生などが参加されていました。吉村先生と共に次世代医療構想センターで勤務されている岡田玲緒奈《おかだれおな》先生は、「ツイッターで有名な手を洗う救急医のＴａｋａ先生が新妻免疫塾で話しているYouTube動画がわかりやすいですよ」とコメントしてくれました。それに私がお礼のメッセージを返したので、そこで初めて私も参加していることに気づいて、お互いの距離が縮まりました。

こうして、**「日本に新型コロナワクチンの正確な情報を広めないといけない」**という使命感を持ったメンバーが、**「わかりやすいワクチンのQ&Aを制作し、ウェブ上に公開しよう」**と活動を始めることになりました。

こうして急ピッチで情報収集が進む中、「新型コロナワクチンの情報提供をするのであれば、公衆衛生や感染症だけではなく基礎研究のスペシャリストも必要ではないか」という話が出ました。メンバーの中には、ウイルス学やワクチンを専門にしている医師がいなかったからです。そこで私が峰先生を紹介し、メンバーとして参加してもらったのです。

また、日本での承認申請のプロセスや薬事規制に関する専門家として、「医薬品医療機器総合機構（PMDA）」に出向経験のある黒川友哉《くろかわともや》先生が事務局長を務めることが決まりました。黒川先生をサポートする役割で、看護師と保健師の免許を持つ櫻庭唱子《さくらばしょうこ》さんもメンバーに加わりました。

こうして、2021年2月に**「こびナビ（CoV-Navi）」**は、**「新型コロナウイルス感染症や新型コロナウイルスワクチンに関する正確な情報を皆さんにお届けするプロジェク**

ト」として船出することになったのです。

このように多くの賛同者の力を得て、私は「みんパピ！」に続く、２つ目のワクチン情報提供プロジェクトを運営していくことになりました。

## 第4章

\ みんなで知ろう! /

# 『みんパピ!』『こびナビ』の活動

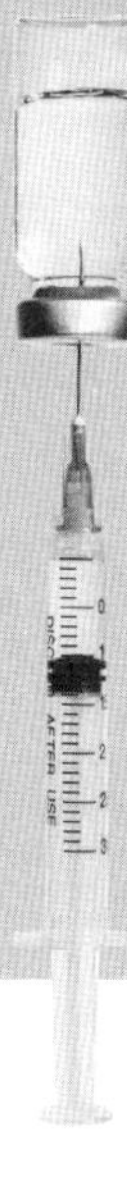

## プロジェクトの始まり

最終章では、「みんパピ！」と「こびナビ」のこれまでの取り組み、苦難が続いた道のり、そして成果についてお伝えしていきたいと思います。

日本のHPVワクチン忌避に対して、専門家が接種対象者に直接情報提供をする枠組みを作りたい。まず「知ること」から始めよう。知ればきっと打ちたくなるはず。

この想いを共有する医療や公衆衛生、社会行動科学の専門家10名が集まり、「みんパピ！　みんなで知ろうHPVプロジェクト」を立ち上げたのは、2020年8月7日のことでした。最初に目指したのは、**「とにかくわかりやすいウェブサイトとフライヤーを制作すること」**でした。

これは、「日本婦人科腫瘍学会」の理事で、子宮頸がんを専門に臨床・研究をされている大阪大学の上《うえ》田《だ》豊《ゆたか》先生とお話しした時に、「日本産科婦人科学会のHPVワクチンのページは、一般の人には難しすぎる。かといって、専門家にとっては物足りない。もう少し読む人の視点に立った情報提供が必要だと思っている」とご指摘いただいたことがきっかけでした。そういう視点で見返すと、厚生労働省にしても、日本産科婦人科学会にしても、子宮頸がんとHPVワクチンに関する情報提供は、**「正確性を重視する余り医療従事者以外には難しすぎる」**と感じるものばかりでした。この点については、SNSでわかりやすい医療情報を発信している医師に加え、行動科学の専門家が集まった「みんパピ！」であれば、**ほかにはないものを作ることができる**と考えたのです。

メンバーの中で、ワードプレスを使ったウェブサイト制作をずっと続けていた高橋先生が主導し、子宮頸がんを含むHPV感染症と、HPVワクチンに関する記事の制作を始めました。記事制作のルールは、医師が初稿を執筆し、別の医師が科学的な事実関係を確認すること。そして、最後に行動科学チームが「医療従事者以外にもわかりやすい内容になっているか」をチェックすることとしました。

こうしてウェブサイトに少しずつ記事を掲載していったのですが、レンタルサーバーの維持費も自腹という状況でした。また、自分から検索してHPVワクチンの情報を取りに行かない人たちに対して、地域の小児科医が直接手渡しするフライヤーも制作する必要がありました。しかし、フライヤーに使うイラストも自腹で購入しないといけないという状況でした。さすがにこれでは持続性がないということで、**クラウドファンディングで資金**

**を集めることにした**のです。

最初の目標は、400万円を集めることでした。これだけあれば、プロのデザイナー、エンジニアと契約し、**クオリティの高いウェブサイトを制作することができる**。そして、**イラストを使用したフライヤーを全国の病院やクリニックに届けることができる**と考えたのです。そうすることで、HPVワクチンが危ないものだと誤解してしまっている人にも、少しは私たちの声を届けることができるのではないか。こんな気持ちで始めた活動でした。

しかし、クラウドファンディングを始めるまでは、本当に目標を達成できるのかと半信半疑だったというのが正直なところです。「厚生労働省が再開しないのにこんなことをしても意味ない」「ただのパフォーマンス」と叩かれるのではないかという気持ちもありましたし、それ以上に、**「さして話題となることなく失敗するのではないか」**という恐怖はずっと感じていました。

クラウドファンディングを開始する少し前に開催した記者説明会で、この不安はさらに増幅されました。当時、メディアの反応はかなり厳しいものだったからです。

説明会では、日本のHPVワクチンの接種が世界に比べてものすごく遅れてしまっていること、積極的な勧奨の中止により5000人以上の女性が亡くなると予測されていることについて解説しました。そして、接種対象者と直接関わる小児科医の協力が鍵となること、これまでの活動には行動科学的なアプローチが欠けていたということについて説明しました。

しかし、大手新聞社には「記事にするほど面白くない」と言われ、まったく見向きもされませんでした。また、HPVワクチンをずっと好意的に報じてくれてきた雑誌メディアからも「先生たちの活動の広報をするのはメディアの役割ではない」という厳しい意見をいただきました。会見に来てくれた記者が記事を書いてくれたにもかかわらず、デスクに「薬害に加担するのか」と言われ、掲載をNGにされたメディアすらありました。

結局、医療系の専門メディアを除くと、私たちの取り組みを紹介してくれたのはBuzzFeedだけでした。**当時この問題に関心を持っていたのは、限られた医療従事者と記者のみである**という現実を突きつけられた形になりました。多くの市民の認識は、遠い昔に副反応が問題になった危険なワクチンか、さしたる関心がない話題かのどちらかだったのです。どちらであっても、**わざわざ資金を集めて普及に取り組む活動に共感を得られていないことは明らかでした。**

## クラウドファンディングを成功させるために

クラウドファンディングの責任者は、産婦人科オンラインを運営し、省庁や企業から資金を集めた経験のある重見先生にお願いしました。社会貢献に関心がある人は『READY FOR』というサイトを見ていることが多いため、プラットフォームはREADY FORを使用することになりました。

まず、どのようなクラウドファンディングが成功しているのかを調べるため、何十個ものクラウドファンディングのページを読み漁りました。特に参考にしたのは、社会貢献を行う団体である『カタリバ』のページでした。カタリバは教育系の非常に有名な認定NPO法人で、3000万円以上の資金をクラウドファンディングで集めていました。

まずは、自分たちのページをクリックしてもらうため、**「扉絵」にこだわる必要がある**と考えました。カタリバのクラウドファンディングページで使われている、少し寂しそうにうつむきながらこちらをじっと見つめる女の子の写真のように、思わずクリックしたくなるような画像が欲しい。

これは、今西先生のおかげで解決できました。**大人気医療マンガ『コウノドリ』**の監修を務めていた今西先生が、作者の鈴ノ木《すずのき》ユウ先生に扉絵の制作を依頼したところ、引き受けてくれたのです。「サクラ先生」と「小松さん」という人気キャラクターと、接種世代の男女の学生を描いたこのイラストは、ほぼ講談社に支払う基本的なキャラクター使用料のみで使わせていただくことができました。これに加えて、鈴ノ木先生には、「みんちゃん・パピちゃん」という双子とその両親を、団体のオリジナルキャラクターとして制作していただきました。鈴ノ木先生は、活動を通してずっと我々を応援してくださっている大切な支援者の1人です。

立ち上げたばかりの実績のない団体がクラウドファンディングを行うためには、**賛同者を可視化することも重要**だと考えました。このため、元内閣官房参与で日本産科婦人科学会の理事長も務められた吉村泰典《よしむらやすのり》先生や、日本産科婦人科学会の現理事長の木村正《ただし》先生、日本小児科学会の副会長の和田和子《かずこ》先生にコメントをいただきました。

医療分野以外からも、コピーライターの糸井重里《いといしげさと》さん、ジャーナリストの佐々木俊尚《としなお》さん、元アナウンサーの鈴木美穂《みほ》さんなど、この活動に賛同してくださっていたインフルエンサーにもご協力いただきました。さらに、当時コロナ関連でテレビに頻繁に出ていた現阪大の忽那賢志教授や、聖路加国際病院の坂本史衣《ふみえ》先生にもご後援いただきました。政治の役割も重要ですが、党派性が出ないように注意しながら、自由民主党、立憲民主党、日本維新の会、国民民主党（当時）の政治家の方々からもメッセージをもらいました。

団体のメインカラーはデザイナーの姉を持つ三ッ浪先生が考えてくれました。HPVワクチンは子宮頸がんだけでなく、男性に多い中咽頭がんや肛門がん、陰茎がんなどを防ぐことができることも知ってほしい——**男女問わず受け入れられやすいジェンダーニュートラルな配色とする**ため、ティファニーブルーに近い色合いを選びました。

プロジェクトを説明する文章は**科学的に正確であること**、そして**専門でない方々にもわかりやすいものであること**にこだわりました。イラストデザインは、「教えて！ドクター」で坂本先生と一緒にプロジェクトを運営し、2018年のグッドデザイン賞も受賞された江村康子《えむらやすこ》さんに担当していただきました。江村さんのデザインの力で、年齢別の子宮頸がんの罹患率や、各国のワクチン接種率の比較のグラフなど、専門的な知識がなくてもひと目で伝わるイラストが次々に出来上がりました。

タイトルには、**『「がん」を予防するワクチンがあることを、みんなの当たり前に！』**というフレーズを選びました。あえて「子宮頸がん」や「HPVワクチン」という単語は使わずに、「がん予防」というテーマで、男女問わず幅広く興味を持ってもらいたいというのが狙いでした。

文章については初稿でも多くの参考文献をつけていたのですが、READY FORの法務部の審査も非常に厳しく、「この部分のエビデンスを提示してください」という指摘が10箇所近く入りました。すべての指摘に対応した結果、**クラウドファンディングの説明文の参考文献は22報**になり、ちょっとした総説論文のような形になりました。

最後に、クラウドファンディングの本文を多くの人に読んでもらい、意味がわかりにくいところがないか、誤解を招く表現がないかをチェックしてもらいました。この中で、決定的なコメントをくれたのは、『宇宙兄弟』や『ドラゴン桜』などの編集を務められた、『株式会社コルク』代表取締役の佐渡《さど》島《しま》庸平《ようへい》さんでした。

佐渡島さんと連絡が取れたのは、私がTwitterで一番仲良くしていただいている、耳鼻科医の前田陽平《ようへい》先生（ひまみみ先生）の親友だったからです。前田先生に文章のチェックをお願いしたところ、わざわざ佐渡島さんに声をかけてくれたため、アドバイスをもらえたという経緯でした。

佐渡島さんに言われたのは、**「まず感情から入ったほうがいい」**ということでした。科学者は理路整然とした文章を書くことにこだわりがちだけど、人を動かすには感情がいる。例えば、「日本の医者が全員悔しいと思っていることがあります」とか、そういう文から始めたほうがいいと言われたのです。

こうして、**「日本の医師のほとんどが悔しいと感じていることがあります。HPVワクチン接種率の高い国では子宮頸がんの撲滅が予測されている中、日本では死に続けることになります。この状況を、私たちは変えたい。」**というリード文が完成しました。そして、2020年8月31日にいよいよクラウドファンディングを開始しました。

## 私たちの想像を超えた予想外の反響

クラウドファンディング開始と同時に、「みんパピ！」のTwitterアカウントで、下記の文面を投稿しました。

日本の医師のほとんどが悔しいと感じることがあります。子宮頸がんなどの原因になる

ＨＰＶ。これを予防する「ＨＰＶワクチン」は世界中で広く接種されています。しかし、日本の接種率はたったの０・６％です。子宮頸がんの撲滅も見えてきた国もある中、日本では助かる命が死に続けることになります。

日本では２０１３年に副反応が報道されたことで、不安が広がりました。その後いくつもの研究で、「ＨＰＶワクチンは重い副反応の原因とはいえない」ことが確かめられています。ＷＨＯも「極めて安全性が高い」と明言するワクチン。しかし、このことはほとんど知られていません。

＃みんパピはこの状況を変えるために10名の有志が立ち上げたプロジェクトです。産婦人科だけでなく、小児科や公衆衛生の観点から幅広い活動を行います。科学的な根拠に基づいた、正確な情報をみなさんに届けたい。この熱意にもとづき、無償で活動に取り組んでいます。

（中略）

私たちの目標は、20代で子宮頸がんになり命を落としたり、子供を諦めざるを得なくなった時に、「なんで誰もちゃんと教えてくれなかったの？」と思う人を１人でも減らしたい。たったそれだけです。**「みんなで知ろう」がこの状況を変えるはず。**みなさま応援よろしくお願いいたします。

このツイートは２４６６人の方がリツイート、３８７２人の方にいいねを押していただき、１１５万人のタイムラインに流れました。忽那賢志先生や病理医ヤンデル先生、宋美《ソンミ》玄《ヒョン》先生（２０２１年４月29日から「みんパピ！」にメンバーとして参加）、ほむほむ先生、坂本史衣先生などの医療インフルエンサーにも紹介していただきました。さらに、〝筋トレ社長〟として１００万人以上のフォロワーを有する著作家Testosterone（テストステロン）さんにも引用リツイートで賛意を表していただきました。Testosteroneさんは、「自分に自信を持って生活する方法（＝筋トレ）」や「ストレスを感じた時の前向きな対処法」といった人生訓を発信されている方で、ほとんどのツイートが１万いいねを超えている、Twitter界の巨大なインフルエンサーです。こうした方々が賛成の声をあげてくれたため、このプロジェクトはＳＮＳ上で一気に拡散しました。

さらに、コピーライターの糸井重里さんは、「クラウドファンディングの勢いをつけるため」と言って、なんと１００万円の寄付をしてくれました。開始直後の24人目、１時間以内のご支援でした。このおかげもあって、開始2時間で早くも目標の50％である２００

万円を突破、5時間でついに**400万円のファーストゴール**を超えることができました。

ゴールが切り替わった時に何か仕掛けがあったほうがいいだろうと考えていたので、ファーストゴールを達成したら『コウノドリ』の鈴ノ木ユウ先生に描いていただいたオリジナルキャラクター「みんちゃん・パピちゃん」を公開する予定でした。しかし、支援の速度が速すぎて、READY FORに依頼したページ更新が反映されるまえに、セカンドゴールを達成してしまうという嬉しいハプニングもありました。その後も順調に支援が増え、**9月1日中にサードゴールの1300万円を達成することができました。**まさか2日以内でサードゴールに到達するとは夢にも思っていませんでした。


クラウドファンディングを開始した直後は、Twitterで私たちのことをフォローしてくれている人、特に医療従事者からの支援が多かったのが特徴です。コロナ禍でTwitter内で定着した、「医クラ（医療クラスターの略）」と呼ばれる医師や看護師など、**Twitter上で医療情報を発信している医療専門職の方からたくさんのご支援をいただきました。**

萩《はぎ》野《の》昇《のぼる》先生、インヴェスドクター、ぐっどせんせい、Dr.KID、高橋怜《れ》奈《な》先生、どくしょー先生、Dr.リノ、前田陽平《ようへい》先生、ちえりん先生、外科医けいゆう（山本健人《たけひと》先生）、大塚篤《あつ》司《し》先生……Twitterで何万人ものフォロワーを抱える医師たちが、最初の数時間で支援と拡散に協力してくれたのです。お名前を挙げることができたのは、直接メッセージをくれた先生方のほんの一部で、ほかにもたくさんの医療従事者が応援してくれました。また、那須《なす》赤十字病院産婦人科の小林新《あらた》先生にも、100万円の寄付をしていただきました。子宮頸がんの患者さんを診療している現場の先生も、この状況を変えるためにご協力くださったのです。

時間が経つにつれて、徐々に支援の輪が広がり、HPVワクチンを打ち逃した方、子宮頸部異形成（前がん病変）の治療で悩んでいる方、そして**子宮頸がんの患者さん本人や、家族を子宮頸がんで亡くした方からの支援が少しずつ増えてきました。**クラウドファンディングを通じていただいたコメントを、いくつかピックアップしてご紹介しましょう。

「私も子宮頸部高度異形成でフォローをされています。**どんなに悔やんでも泣いてもワクチンを打てるタイミングだった学生時代に戻れません。**がんや異形成で悲しむ患者、その家族が次世代では根絶されますように、活動を応援しております。」

「20代半ばの友人を子宮頸がんで亡くしたことがあります。それがワクチンで防げる病気であることも、同じ病気で若い方が毎年3000人も亡くなっていることも、当時は知りませんでした。私の友人も含め、この3000人が『**知っていれば命が助かったかもしれ**

**ない人』だったと思うと耐えがたい**思いです。」

「名古屋スタディのアンケートに参加した世代の者です。私より数年後に生まれた人が接種していない状況を変えたいと思い支援しました。**名古屋スタディの結果が無下《むげ》にされている**現状が悲しいです。社会を変えるきっかけに参加できればと思い、ささやかですが応援させていただきます。」

「私自身が去年子宮頸がんになり、2度の手術を受けて最終的に子宮全摘しました。子宮頸がんになったあとにワクチンの存在を知りました。ワクチンをうけていたら全摘せずに済んだのか？とてもショックでした。**娘には将来絶対にワクチンを受けさせてあげたい**と思っています。」

「**HPVは親の仇**なのです。」

　こうした当事者の方々からご支援いただいたのはとても嬉しいことでしたが、同時に子宮頸がんで苦しんでいる人がどれほど多いのかということをあらためて思い知らされました。そこで、メンバー全員で話し合い、より大規模な広告を出すために、クラウドファンディングの最終ゴールを2500万円に上方修正することにしました。これだけの支援があれば、テレビCMや新聞広告など、**日本全国にHPVワクチンのことを伝えることがで**

**きる**と考えました。そこからも毎日少しずつご支援をいただき、終了前日の10月15日にファイナルゴールを達成することができました。最終的には、**合計2792名の支援者の方から、約2596万円の寄付をいただき**、クラウドファンディングは大成功に終わりました。

## 見えない大きな壁を突破できるか

クラウドファンディングを終えて最初に取り組んだのは、医療機関で配布するフライヤーの制作でした。これは実際に接種対象者の子どもたちに説明をしている小児科の先生たちに、たくさん手伝っていただきました。

この問題に熱心に取り組んできた小児科医の総意は、**「安全性の説明が一番難しい」**ということでした。とにかく過去のメディア報道のため、危険なワクチンだと信じ込んでいる人が多く、**「打っても大丈夫だということを信じてもらうのに時間がかかる」**というのです。忙しい外来の中で対象年齢の女子を見つけては、保護者と一緒に説明をするものの、5分や10分では納得してもらうことが難しく、とても大きな診療の負担になっているという課題が浮き彫りになりました。

そこで我々は、**「HPVワクチンって安全なの?」**というタイトルのフライヤーを制作しました。表面はすべてHPVワクチンの副反応に関するデータで埋めることにして、裏面に子宮頸がんを予防するエビデンスがあることや、実際の接種の手順などを記載しました。このフライヤーはとても好評を博し、民間団体の制作物であるにもかかわらず、**日本小児科学会・日本外来小児科学会の公認**をいただきました。

結果、2021年10月時点で、なんと日本全国47都道府県すべてから注文があり、847施設に9万枚以上無料で印刷・発送することができました。

ウェブサイトも大幅に改訂しました。ここでも参考にしたのは、教育に関する認定NPO法人カタリバのウェブサイトでした。カタリバのホームページはどのような社会課題に挑んでいるかが一目瞭然で、かつ実際の取り組みがわかりやすく可視化されていると感じました。そこで、カタリバ代表の今村久美《いまむらくみ》さんにデザイナーの紹介をお願いしたところ、阿部至《あべいたる》さんをご紹介いただきました。そして、阿部さんの仕事仲間であるウェブエンジニアの佐々木哲平《てっぺい》さんと共に、ウェブサイト制作にご協力いただいたのです。

阿部さんと佐々木さんとの出会いは、私たちにとって特別なものでした。2人とも島根県に住んでいて、阿部さんは小学校で勤務をしながらフリーランスのデザイナーとして働いており、佐々木さんは旅館のウェブサイトや島根県のPR動画などを手掛けています。この2人が、HPVワクチンのことを知らずに命を落としてしまう人がいるという問題に共感してくれ、**私たちの活動を全面的にバックアップ**してくれたのです。

こうして「みんパピ！」は少しずつ活動の幅を広げていったのですが、もちろん上手くいかないこともありました。例えば、ある人気アニメとコラボをして、全国の薬局にHPVワクチンのポスターを配る取り組みを企画していたのですが、デザインが完成した段階になってから突然原作者からNGが出て、お蔵入りになりました。理由はハッキリとは教えてもらえなかったのですが、**「HPVワクチンに関わると炎上するかもしれない」**からということのようでした。

もっと苦労したのは、**メディアとの関係**です。テレビ局にしても新聞社にしても、現場レベルの記者は問題の重要性を理解してくれるのですが、**プロデューサーやデスクといった意思決定権を握るレベルにまで話が上がったところで、ことごとく却下されました。**

私たちからすると、「この問題を報じたいので取材をさせてください」と言われ、何時間もかけてインタビューに答えたり、論文の内容を説明したりしたにもかかわらず、公開直前で顔の見えない相手からの指令により、「やはり報道できなくなりました」と言われることの繰り返しでした。

一方で、活動を始めて最初の半年で何度も感じたのは、**「医療従事者は味方になってくれる」**ということです。有効性についても安全性についてもエビデンスが出揃った状態であることが知られていくにつれ、**「こんな状況を放置するなんてことがあってはならない」**という危機感を共有してくれる人がどんどん増えていく実感がありました。

その反面、非医療従事者にとってはまだまだ馴染みがなくて怪しげな、信用していいかわからないワクチンであるという状況が続いていました。ＨＰＶワクチンのことをどういう形でツイートしても、関心がない非医療従事者の元に情報を届けることは至難の業《わざ》でした。発信するたびに、医療に関心が薄い人たちの前にある、見えない壁を実感しました。

そんな中、意外なところから大きなチャンスが訪れました。

## 知れば知るほどうちたくなるはず

「国際パピローマウイルス学会」という学術団体があります。パピローマウイルス感染症全般に関する基礎研究、臨床研究、公衆衛生研究の専門家の間でアイデアや知識、研究資料の世界的な共有を通して、HPV感染症の起こす負担を減らすことを目的とした由緒ある学会です。この学会に、江川長靖《ながやす》先生という日本人の評議員がいます。

江川先生はイギリスのケンブリッジ大学病理学部の研究者で、親子二代でパピローマウイルスを5種類見つけたという本物のパピローマウイルスの専門家です。この江川先生が、「みんパピ！」に**「国際パピローマウイルス学会の公式パートナーにならないか」**と連絡をしてくれたのです。

国際パピローマウイルス学会は、3月4日を「国際HPV啓発デー」と命名し、2018年から全世界80以上の団体・組織と提携してHPVの知識を普及させる啓発活動を行っています。学会としても、**日本のHPVワクチンの接種率が世界各国に比べて極端に低い状況にあることに強い危機感を持っていた**ため、2021年の国際HPV啓発デーのターゲットの1つを日本に設定し、日本においてHPV感染症や子宮頸がんの正しい理解を向上するプロジェクトに重点的に取り組むことに決めたのです。「みんパピ！」には、この取り組みに協力してほしいということでした。

国際HPV啓発デーのモットーは、**「HPVについて知ろう　HPVはみんなで撲滅できる」**です。これを聞いた時、**「みんなで知ろうHPVプロジェクト」のコンセプトそのものだ**と思いました。私たちにとってとても願ってもないチャンスであり、一緒にキャンペーンを進める方法を考えることにしました。

この頃、ちょうど日本の医療従事者が新型コロナワクチンを打ち始めたところで、ワクチンへの関心が高まっている時期でした。このため、SNS上で**「#ワクチンについて知ろう」**というハッシュタグをつけてワクチンの疑問をつぶやいてもらい、「みんパピ！」、「こびナビ」、そして「コロワくんサポーターズ」という3つのワクチン啓発団体が、Twitterで質問に答えていくというキャンペーンを企画しました。1日の終わりには、江川先生をスペシャルゲストに招き、新型コロナワクチンやHPVワクチンについて学べるオンライントークイベントを開催しました。

「みんパピ！」の支援者の1人であり、子宮頸がんサバイバーの三原じゅん子厚生労働副大臣（当時）もこれに呼応してくれました。国際ＨＰＶ啓発デーに合わせて、「みんパピ！」に動画での応援メッセージを送ってくださったのです。

日本産科婦人科学会の特任理事（子宮頸がん予防担当）である、宮城悦子《みやぎえつこ》教授にもご協力いただきました。国際ＨＰＶ啓発デーのメディア説明会にビデオ出演していただき、21歳という若さで子宮頸がんになった女性の話や、妊娠中に大出血で救急搬送されて子宮頸がんが発覚、帝王切開でなんとか出産するもお子さんが2歳の時に亡くなった女性の話をしていただきました。宮城先生のインタビューをライターの及川夕子《おいかわゆうこ》さんが記事にして、3月4日に『FRaU』という女性誌の公式サイトで公開してくれました。

**「ごく普通の健康に過ごしていた若い女性たちが、キャリアを叶えたい、子どもを持ちたい、子どもの成長を見守りたいという夢半ばで亡くなってしまう。患者さんを思うたび、ワクチンをうっていたら……と、今でも考えさせられます」**

宮城先生の言葉が重く響くこの記事は、Twitterでも３０００近くリツイートされ、あっという間にアクセストップになりました。ちなみに及川さんは、私が「男性ですがＨＰＶワクチンを打ちました」というツイートをした時に取材をしてくれた記者です。人生初めてのインタビューを受けて以来、ＨＰＶワクチンの記事でずっとお世話になっています。

こうした動きの中で、**ついにNHKが『NHK NEWS おはよう日本』の中で私たちの活動を取り上げてくれました。**放送の中では、「日本がほかの国に比べて接種率が極めて低い」こと、「HPVワクチンで子宮頸がんを予防できるエビデンスが確固たるものになっている」ことが触れられました。そして、「みんパピ！」代表の稲葉可奈子先生がHPVワクチンの啓発資料を制作しているところが放送されたあと、**「#ワクチンについて知ろう」**というハッシュタグキャンペーンについても紹介してもらうことができました。

この放送はこれまでのHPVワクチン報道とは異なり、**副反応のリスクをことさら強調することがなかった点が画期的でした。**放送の反響は非常に大きく、多くの産婦人科医から、翌日の外来でHPVワクチンについての相談が多数あったことを報告してもらいました。そして、Twitter上でも「接種を迷っていた娘がこの放送を観て打つ気になりました」というご報告をたくさんいただきました。自民党の「HPVワクチンの積極的勧奨再開を目指す議員連盟」の細田博之《ほそだひろゆき》会長も、三原厚生労働副大臣に「よい放送だった」とお電話されたそうで、その後の政治的な動きにもつながったのです。

最後に、BuzzFeedの岩永さんが、国際パピローマウイルス学会の江川先生のインタビューを記事にしてくれました。記事のタイトルは、「『**知ればきっとうちたくなるはず**』

国際的なＨＰＶ啓発キャンペーンを日本で仕掛ける研究者の狙い」でした。江川先生が、「（がんを防ぐ）ワクチンがどれだけ効果があり、どれだけ安全か、みんなが知った時に、うちたくなると思います。知った上でうたないと言うのであれば立派な選択だと思います。ただ、**知れば知るほどうちたくなると信じているのです**」と語るこの記事は、この日のイベントを象徴するものだったと思います。「みんパピ！」も、そして国際パピローマウイルス学会も、**「ＨＰＶについて知ろう　ＨＰＶはみんなで撲滅できる」**と考えていたのです。

## あるご夫婦が教えてくれた命の重さ

もう1つ、私たちの活動にとって大きかったのは、渕上直樹さんとの出会いでした。渕上さんは、**妻のルミ子さんを子宮頸がんで亡くされていました。**ルミ子さんは、不正出血が続くために受診したクリニックから大学病院を紹介され、２０１８年12月に子宮頸がんと診断されました。子宮頸がん検診を定期的に受けておられたにもかかわらず、見つかった時には不運にも腰の骨にも転移があり、すでに手術はできない状況でした。当時４歳の双子のお子さんがおられた渕上さん夫婦は、放射線治療と緩和ケアを勧められましたが、より積極的な抗がん剤での治療を選択されます。副作用と戦いながら治療を続けられましたが、思ったような効果は得られませんでした。２０２０年８月には在宅医療への転換を余儀なくされ、９月になって医師から余命が幾ばくもないことを告げられます。

渕上さんはこの時、自分の思いをツイートにして残しています。

「僕の妻が癌で余命宣告を受けました。２週間前後なのでほぼ間違いないです。一緒に闘病した２年半でしたが万策尽きました。涙は止まりませんが残された時間、夫婦の想い出と子供たちの未来を話し合います。みなさんはしっかり生きてくださいよ。悔いの残らない挑戦をして下さい。」

このツイートをしたあと、渕上さん夫婦は、娘たちに向けたビデオメッセージを撮りました。「子どもたちにどうやって育ってほしい？」という質問に対し、ルミ子さんは息を切らしながら、**「そうだなあ。幸せになってほしいんだよな。なんかだから……自分の……それぞれの幸せを見つけてほしい。ママはそれは結婚だった」**と答えます。娘たちのことを想い、直樹さんのことを想う言葉を形にしたこのビデオを撮影したわずか４日後、６歳のお子さん２人を残し、ルミ子さんは他界されました。

ちょうどその頃、「みんパピ！」の活動を応援してくれている『コウノドリ』作者の鈴ノ木ユウ先生が、第13・14巻の**子宮頸がんの回を『FRaU』で無料公開**してくれたのです。これがSNS内外でものすごくバズり、**2000万以上のPV**を獲得しました。単純計算で、日本人の約6人に1人がこの記事を見たことになります。私がこの記事をTwitterで紹介したところ、糸井重里さんがリツイートしてくれたため、淵上さんの目に留《と》まったのです。

ルミ子さんを亡くしてからわずか1週間後であったにもかかわらず、淵上さんは私にDM（ダイレクトメッセージ）を送ってくれました。

**「僕ら家族と同じ悲しみを他の方々に受けてほしくないという気持ちがあります。何かお手伝い出来ることありませんか？」**

そこから私たちは何度も話し合い、どういう活動ができるか一緒に考え始めました。初めて顔合わせのミーティングを行った時、妻を亡くしたばかりの苦しみの中で、「いつまでも泣いていられませんので」と前向きな取り組みを始めようとする淵上さんの強さに、メンバー全員強く感銘を受けました。

実は、ルミ子さん本人は、子宮頸がんになったあとでも、「副反応が怖いという人の気持はとてもよくわかる。私は今でも『HPVワクチンを打ったほうがいいよ』とは人には勧められない」と話していたそうです。ルミ子さんの意思を尊重し、渕上さんはあえてHPVワクチンの発信を控えていました。

しかし、ルミ子さんを亡くしたことで、渕上さんは改めて、**「自分の子どもたちの世代のためにも、子宮頸がんが予防できることを伝えていかなければいけない」**と決意します。**「子宮頸がんで大切な人が死んでしまうことはどれほど残酷な現実か知ってほしい。この悲しみを知っているからこそ、同じ体験を他の人にさせてはいけない」**という想いで、「みんパピ！」と一緒にHPVワクチンの啓発活動に参加してくれたのです。

## 「知らなかった」という理由で、もう命を落とさないでほしい

私たちは、渕上直樹さんとルミ子さんのお話を聞いていく中で、**「おふたりの想いを動画にするのがよいのではないか」**という結論に至りました。派手な演出や大げさな表現が一切ない、ありのままを伝えるドキュメンタリーがいい。男性も女性も、観ている人が共

感できるストーリーをそのまま届けたいと考えました。動画の撮影は、「みんパピ！」ウェブサイト制作チームの佐々木哲平さんが担当してくれました。都会の華やかな生活ではなく、島根県の素朴な魅力を伝える動画を制作している佐々木さんに撮ってもらうのが、ピッタリな内容だと思いました。公開日は2021年4月9日、「みんパピ！」にとって1年で最も重要な**「子宮頸がんを予防する日」**に決めました。

この頃、「みんパピ！」は4月9日に合わせたイベントを計画していました。2500万円ものご支援をいただいたので、何か世の中に訴えかける大きな広告をしたい――有名俳優がHPVワクチンについて語る動画がよいのか、人気声優を起用したアニメーションがよいのか。さまざまな施策を検討しましたが、まだまだHPVワクチンの理解が得られているとは言えない状況で、行動変容のフックになるほどの著名人が協力してくれるとは思えないという状況でした。そんな状況下、稲葉先生の友人から、コピーライターのこやま淳子《じゅんこ》さんを紹介していただきました。

こやまさんはプラン・インターナショナル・ジャパンの〝Because I am a Girl〟というキャンペーンの広告コピーを手掛けた方です。「途上国の女の子たちの早すぎる結婚と出産」をテーマにした、**「13歳で結婚。14歳で出産。恋は、まだ知らない。」**というコピーは、聞いたことがある人も多いのではないかと思います。

こやまさんにHPVワクチンのことを説明したところ、とても重要な問題だと共感していただき、「みんパピ!」のためにコピーを考えてくれることになりました。

広告を出すにあたり、こやまさんから博報堂の西東琢磨《さいとうたくま》さんをご紹介いただきました。

西東さんは、ルンバでお馴染みの『iRobot』社や、創業10年以内に10億ドル以上の企業評価額を達成し、いわゆる〝ユニコーン企業〟に成長した『SmartHR』社のプロモーションを手掛ける広告のプロです。西東さんには博報堂としてではなく、個人として企画段階から制作、施策の実施まで**完全無償で協力してもらいました。**

こやまさん、西東さんと考え抜いて選んだのは、**「朝日新聞への一面広告の掲載」**でした。発行部数が多く人の目に留まるだけでなく、2013年3月8日に最初に安全性への懸念を報じた朝日新聞に意見広告が載るということで、HPVワクチンが危険だと誤解してしまった人の考えが変わるのではないかと期待したのです。これは朝日新聞に対するあてつけではなく、何か潮目を変える力があるのではないかと考えたということです。

広告のデザインも、西東さんのチームがいくつか候補を制作してくれました。最終的にメンバー全員で選んだのは、母親が子どもを抱いているようにも、女性の身体と子宮を表しているようにも見える、不思議な印象の絵です。「愛情」と「おどろおどろしさ」が両方表現されていて、**思わず手を止めて中身を読みたくなる**デザインに仕上げていただいたと思っています。

広告の中で最も伝えたいことは、**「子宮頸がんは予防できる」**ということでした。HPVワクチンと子宮頸がん検診で、子宮頸がんは罹らなくて済む病気になるということが、読者にとって一番のサプライズだと考えたのです。

この裏返しが、正確な知識が普及せず、多くの人が予防をしなければ、子宮頸がんで亡くなる人が減らせないということでした。こうしてこやまさんが作ってくれたコピーが、『**もう「知らなかった」という理由で、死なないでほしい。**』というものでした。

広告のボディー部分は、「**医師が悔しいと感じていることがあります。**」という文章で始めました。この最初のフレーズは、コルクの佐渡島さんにもらったものを、こやまさんが上手く使ってくれたものです。そして、広告は「今日、4月9日は、子宮頸がんを予防する日。ご自身や大切な人の命を守るために、正確な情報を知ってください。**子宮頸がんは、予防できる。**」と締めました。

同日公開を決めていた渕上さん夫婦のドキュメンタリー動画でも、このコピーを使うことにしました。直樹さんからは、ルミ子さんを亡くした悲しみだけではなく、「HPVワクチンで子宮頸がんは撲滅できるという希望を日本にも伝えたい」という前向きなコメントをもらうことができました。そして、**「子宮頸がんは、予防できる。」**というメッセージで動画を締めくくりました。

この新聞広告とドキュメンタリー動画には、非常に大きな反響がありました。多くの医療インフルエンサーが新聞広告の写真をTwitterに投稿してくれ、軒並み1000以上のいいねがつく状態でした。私のツイートだけでも200万以上の人のタイムラインに流れ、13万人が広告の画像をクリックしてくれました。また、渕上さんのドキュメンタリー動画は、**Twitterで合計10万回以上再生されました。**

嬉しいことに、このコピーは広告業界でも話題になりました。「ことばと広告」というアカウント名でTwitterをされているコピーライターさんも私たちの広告を取り上げてくれ、これにも3000以上のいいねがつきました。

また、ニュースサイト「しらべぇ」などで、コピーを考えてくれたこやまさんのインタビューが掲載されました。間違いなく**「医療クラスターの枠を超えてHPVワクチンの情報を届けることができた」**と確信した瞬間でした。

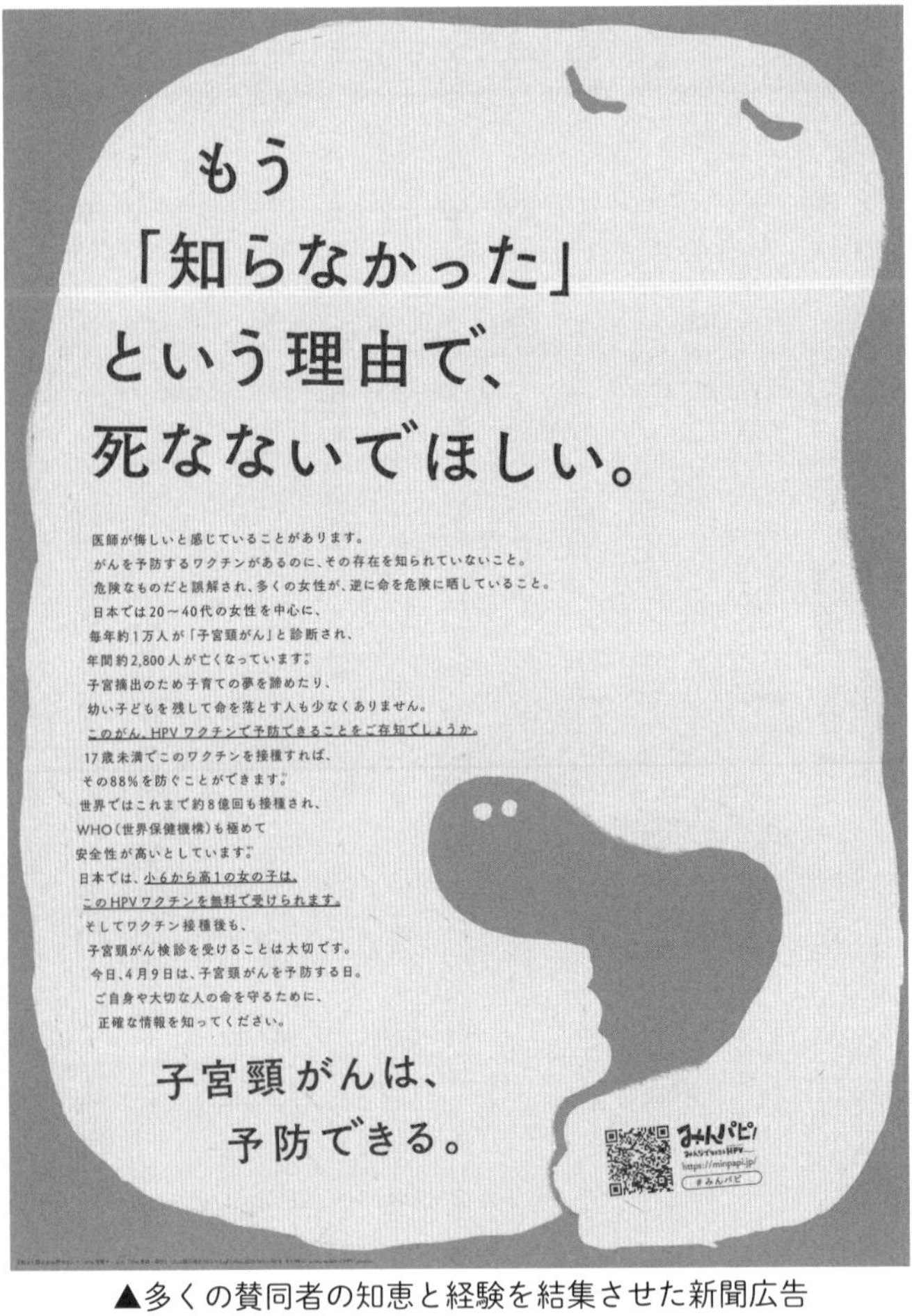
もう
「知らなかった」
という理由で、
死なないでほしい。
医師が悔しいと感じていることがあります。
がんを予防するワクチンがあるのに、その存在を知られていないこと。
危険なものだと誤解され、多くの女性が、逆に命を危険に晒していること。
日本では20〜40代の女性を中心に、
毎年約1万人が「子宮頸がん」と診断され、
年間約2,800人が亡くなっています。
子宮摘出のため子育ての夢を諦めたり、
幼い子どもを残して命を落とす人も少なくありません。
このがん、HPVワクチンで予防できることをご存知でしょうか。
17歳未満でこのワクチンを接種すれば、
その88%を防ぐことができます。
世界ではこれまで約8億回も接種され、
WHO（世界保健機構）も極めて
安全性が高いとしています。
日本では、小6から高1の女の子は、
このHPVワクチンを無料で受けられます。
そしてワクチン接種後も、
子宮頸がん検診を受けることは大切です。
今日、4月9日は、子宮頸がんを予防する日。
ご自身や大切な人の命を守るために、
正確な情報を知ってください。
子宮頸がんは、
予防できる。
みんパピ!
https://minpapi.jp/
#みんパピ
▲多くの賛同者の知恵と経験を結集させた新聞広告

こうした取り組みは、私たちだけでは到底実現が不可能なことでした。当事者の渕上さんや、私たちの活動に共感してくれたこやまさんと西東さん、動画制作に協力してくれた佐々木さんなど、とても深く協力してくれる方々に巡り会えたことで、少しずつ世の中にインパクトを与えることができるようになったのです。

## HPVワクチンの二の舞を避けるために

「みんパピ！」の活動と並行して、世界的にニーズが高まっていたのが**新型コロナワクチンに関する情報**でした。

2020年12月に、アメリカで医療従事者を対象に新型コロナワクチンの接種が始まり、ニュースでは多くの在米日本人医師がワクチンを接種したところが流されました。アメリカは特に新型コロナウイルス感染症の被害が大きかったこともあり、**ワクチンを歓迎する医師が大多数**でした。

しかし、日本のメディアの多くは、**相変わらずワクチンに対して忌避的な報道が中心**でした。代表的なものとして、第1章で紹介した「コロナワクチンを『絶対に打ちたくない』と医師が言うワケ　感染予防効果はなし」という記事や、第3章で紹介した「急造ワクチン、受けるか待つか　接種開始の国で悩む邦人」、『新型コロナワクチン、6割超「受けたくない」　女子高生100人にアンケート』といった記事が挙げられます。「こびナビ」の活動は、こうした状況下で始まりました。

第3章でも紹介したとおり、「こびナビ」は千葉大学の吉村先生、谷口先生、岡田先生、黒川先生がコアメンバーで、アメリカで小児感染症の専門医として働く池田先生とウイルス学が専門の峰先生、そして公衆衛生学を専門にする私の3人が副代表として運営を開始しました。

最初に力を入れたのは、**医療従事者に向けた情報発信**でした。ちょうど厚生労働省がファイザーのワクチンを2月14日に承認し、2月17日から医療従事者を対象にした先行接種が始まるというタイミングでした。

しかし、医療従事者も全員がワクチンについて詳しいわけではなく、ファイザーのmRNAワクチンについて十分な知識が共有されているとは言い難い状況でした。中には「昨年1年間コロナ対応で大変な思いをしてきたのに、さらに新しいワクチンの実験台にされるのか」という嘆きの声も聞こえてくるほどだったのです。

新しいワクチンが出た時に、医療従事者が打たなければ、非医療従事者が接種したいと思うはずがありません。しかし、接種希望の調査などを見ていると、**職員の半数が「接種するつもりはない」と答えた病院もたくさんある**という状況でした。このため、まずは医療従事者に正確な情報を伝えなければならないと考えたのです。

そこで、学会のようなプレゼンテーション形式で新型コロナワクチンについて学べるコンテンツの制作から始めました。まず、感染症内科の谷口先生が、ファイザーやモデルナなどのmRNAワクチンの仕組みを解説する動画を出しました。私は、mRNAワクチンの治験における有効性や安全性など、疫学データについて話しました。池田先生には、アメリカの感染状況や重症例の治療経験、そして接種が進む病院での副反応の様子などを説明してもらいました。これらのプレゼンテーションのスライドをホームページに掲載し、同時にYouTubeに投稿することで、動画をいつでも見られるようにしました。

しかし、より細かい論文の解説など、文章でのしっかりとした説明も必要だと感じていました。アメリカでは、「CDC」や「米国感染症学会」などが、一問一答形式のわかりやすいQ＆Aを制作してウェブサイトに公開していました。

一方、日本ではまだそういった使いやすいサイトがない状況でした。そこで、新型コロナワクチンに関する質問を募《つの》り、それに答える形でホームページ上にQ&Aコーナーを設置しました。ワクチンの仕組みや成分について、どのように開発が行われたか、効果や安全性、アレルギーのある方や妊婦は接種できるのかといったことを網羅的に記載しました。とにかく、まずは医療従事者に不安を解消してもらうように必死でした。その後も定期的にQ&Aを更新することで、最新の論文を掲載しながら運用しています。

**新型コロナワクチンの接種体験記も重要なコンテンツ**でした。アメリカで先に新型コロナワクチン接種を済ませた医療従事者に、打ったあとの副反応がどうだったか、日常生活や仕事に影響は出たかといったことについて、ありのままの体験を共有してもらいました。「みんパピ！」のデザイナーの阿部至さんに協力してもらい、ポスターの制作も行いました。**「新型コロナウイルス感染症から自分を、患者さんを、そして大切なひとを守りたい。だから#私たちは打ちました」**というコピーを真ん中に配置し、その周りに体験記の写真を集めたポスターを無料でダウンロードしてもらえるようにしました。この体験記は非常に好評で、多くの人に見ていただいています。実は「こびナビ」のホームページ上では、Q&Aに次いで2番目にアクセス数の多いコンテンツです。

**メディアとの関係性も重視しました。**ＨＰＶワクチンの時はとにかくメディアに正確な情報が伝わらず、副反応を心配する報道に偏ってしまったという大きな反省点がありました。このため、「メディカルジャーナリズム勉強会」というメディア関係者と医療従事者の集まりを主催されている市川衛《まもる》さんに協力してもらい、「こびナビ」の医師が定期的に最新の論文を解説する会を開催しました。

２０２１年1月28日に第１回のメディアセミナーを開催した時は、正直に言って参加した記者の中でも、ワクチンのことを誤解している人が多いと感じました。

例えば、「ＨＰＶワクチンでは副反応が起きたのに医師がすぐに認めなかったのが問題ではないですか？」といった質問もありました。ＨＰＶワクチンに関するエビデンスが更新されてもメディアが報じないという問題が、**メディアの中の知識のアップデートも難しくしていた**ことが明らかでした。

これ以来、私は、メディアセミナーを開催するたびに、「前後関係と因果関係は違う」ということ、「因果関係を証明するためには疫学研究が必要」ということを説明しました。そして、治験や市販後調査で安全性を確認するプロセスについて解説し、個人のエピソードだけでなく、データに基づいた報道をしていただくことを繰り返しお願いしてきました。

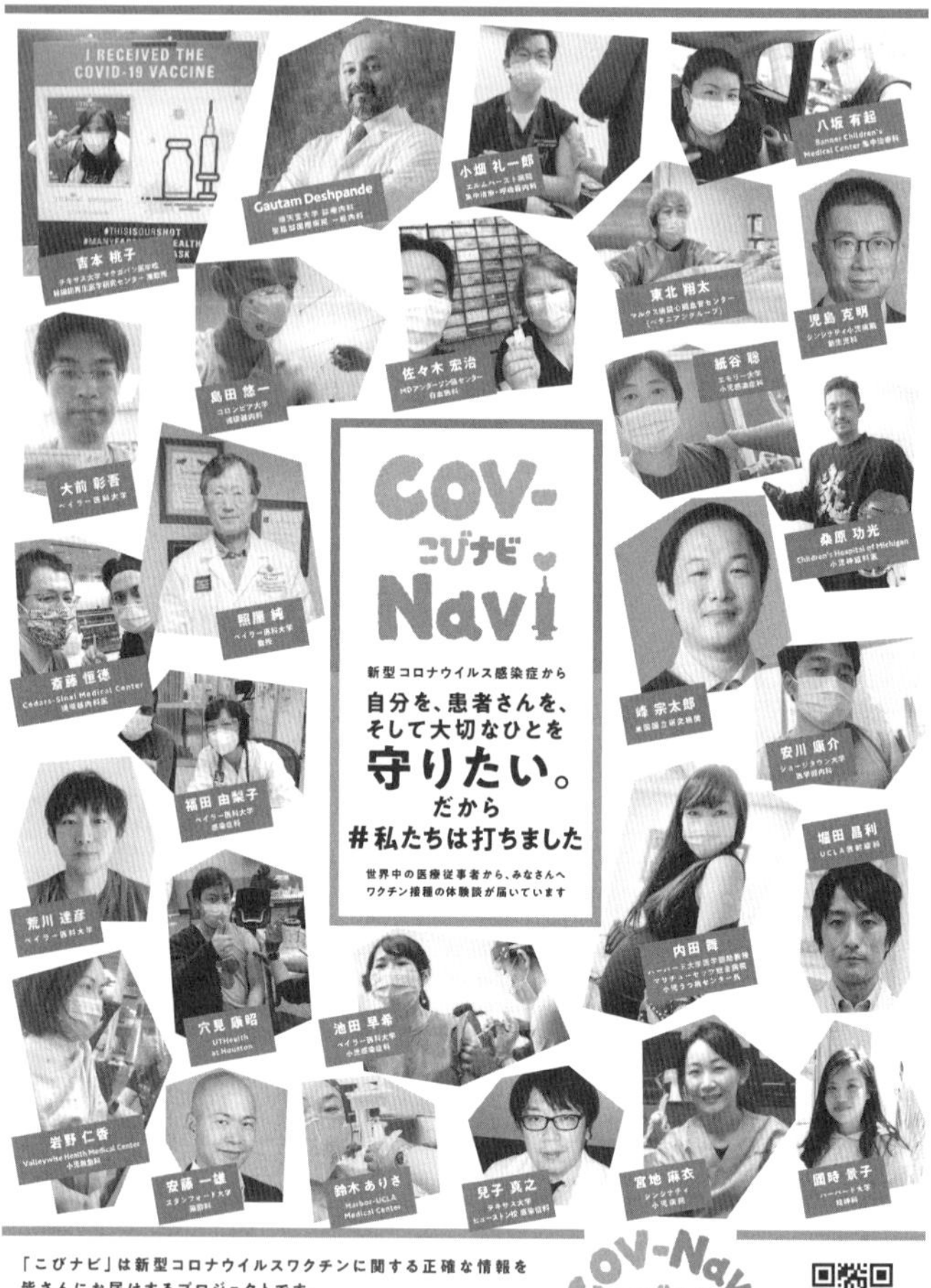

▲医療従事者による接種体験記は大きな役割を担った

もちろんすべての記者に伝わったわけではないと思いますが、私たちの説明を理解し、「**エビデンスに基づかない副反応報道はやるべきではない**」という認識を共有していただいた記者も多くいました。すべては、「**新型コロナワクチンをHPVワクチンの二の舞にするわけにはいかない**」という想いで始めた活動でした。

## サポーターズとの出会い

結成当初から「こびナビ」の中心的な活動となったのは、音声メディアを用いた情報発信でした。これは、2021年2月当時流行っていた『Clubhouse』というSNSを使い始めたことがきっかけでした。

Clubhouseは、音声版のTwitterのようなアプリです。ホストが好きなテーマで部屋を立ち上げ、ルームに参加した人がスピーカーの話を聞いたり、発言権をもらって会話に加わることができます。スピーカーだけでなくリスナーも可視化されるところが特徴で、今、誰がこの部屋でトークを聞いているかということがわかるようになっています。

このアプリを使用して、２０２１年2月から平日の朝8時30分から9時まで、「**医師が解説する世界の最新医療ニュース**」の配信を始めました。毎日、新型コロナワクチンの最新情報を扱い、ワクチンの有効性や安全性、妊娠中に接種してもいいかといったことを解説しました。これがかなり好評で、毎朝５００人以上の方が聞いてくれていました。著名人の方もたくさん参加していただき、水嶋《みずしま》ヒロさんや安田大《やすだだい》サーカスのクロちゃん、落合《おちあい》陽一《よういち》さんなどが、私たちのトークを聞いてくれたこともありました。2月10日には、アメリカの大手メディア『Bloomberg』で、「日本の公衆衛生の専門家・木下喬弘《きのしたたかひろ》医師は、ウイルス学者と共にリスナーの疑問に答えるモーニングショーを開催している」という記事が出るほど話題になりました。

始めた当初は、私が毎朝論文や記事を解説し、ゲストとして「こびナビ」メンバーが参加してコメントするという形式で開催していました。しかし、さすがに負担が大きかったので、4月からはモデレーターを日替わりにして、「こびナビ」メンバーで回す形式に変更しました。月曜日は私が疫学研究などの話をし、火曜日は代表の吉村先生が医療政策に関する話題を扱いました。水曜日は安川《やすかわ》先生がアメリカのＣＤＣの発表などを中心に解説、木曜日は峰先生が変異ウイルスなどについて説明することが多かったです。そして、金曜日は岡田先生がmRNAワクチンの製造工程など、基礎研究の話をするという感じで、自然とバランスが取れる形で新型コロナワクチンについての情報提供を行うことができました。5月11日からはTwitterに新たに実装された「スペース」という機能で同じことができるようになったので、ClubhouseからTwitterに引っ越ししました。この頃からリスナーはさらに増え、一番多い時で毎朝2000人近くの方が私たちの情報発信を聞いてくれるようになっていました。2021年10月以降は2日に1回に頻度を落としていますが、ずっと続けている「こびナビ」の情報発信の1つです。

そして、ClubhouseとTwitterスペースでの情報発信を通じて、**多くの人が「こびナビ」に協力してくれることになりました。**

最初に声をかけてくれたのは、松岡杏奈《あんな》さんです。カナダ在住のデザイナーの杏奈さんは、Clubhouseを聞いて「こびナビ」のことを知り、ウェブサイトにあるQ＆AをInstagramで紹介することを提案してくれました。9月には正式にメンバーになり、現在も「こびナビ」のInstagramで精力的な投稿を続けてくれています。

2月19日には、「Clubhouseを聞き逃した人のために文章で残してほしい」という要望がありました。こうして集まった10名のボランティアの方々に、毎朝のトークの録音・文字起こしをしていただき、それを発言者がチェックしてnoteに投稿するというシステムが確立しました。通称〝文字起こしーズ〟の協力により、2021年10月現在、「こびナビ」のnoteには100以上の記事を投稿しており、30万近いPVを獲得しています。

ヘルスケア関連の動画を手掛ける『MESプロモーション株式会社』の片山由隆《よしたか》さん、後藤孝信《たかのぶ》さんも、クラブハウスを聞いて声をかけてくれました。MESプロモーションの皆さんには、YouTubeで「教えて！こびナビ」シリーズを制作していただいており、非医療従事者の質問にこびナビの医師が答える動画をYouTubeに投稿してもらっています。

『株式会社EmpaC』代表取締役の松山真衣《まい》さんは、片山さんに紹介していただきました。『SUBWAY』のInstagram運用などを手掛け、SNSマーケティングを専門にする松山さんには、「こびナビ」のInstagramやTikTokの運用を手伝っていただいています。

プロ・アマ問わずこれだけ多くの方が、**「新型コロナワクチンに関する正確な情報を広めて、一刻も早くコロナ禍を終わらせたい」**という趣旨に賛同し、無償で力を貸してくれたのです。「コロナ専門家有志の会」も同じ性質があったと思いますが、医療・公衆衛生の専門家の周りに自然と人が集まり、それぞれの専門性を活かしながらSNSなどで情報発信を行うという取り組みは、コロナ禍の医療・科学コミュニケーションの大きな特徴だったと思います。

## 逆転のクラウドファンディング

こうした活動を続ける中で、「こびナビ」も活動資金が必要だという話になりました。SNSだけでなく医療系専門メディアでさまざまな情報提供が行われたこともあり、3月には多くの医療従事者が順調に接種を進めていました。しかし、その後に控える高齢者の接種に関しては、「オンラインでの情報提供がほとんど役に立たないのではないか」という危機感がありました。手に取って読むことのできる冊子《さっし》や、大手新聞社への意見広告など、高齢者の情報入手経路に合わせた発信が必要だと考えたのです。

また、若年層の接種についても、高齢者とは異なる難しさが出てくることが予想されていました。テレビや新聞を通じた情報提供に対する感度も高くない上、ネットメディアでも特定のコンテンツにしか関心がないことがわかっていたからです。こうした無関心層にも情報を届けるためには、YouTuberとのコラボなど、「若い世代が頼りにしている発信者と連携を取る必要がある」と考えていました。このため、「みんパピ！」に続いて「こびナビ」でもクラウドファンディングを行うことにしました。基本的に日本全国のすべての人が対象になるワクチンだと考えていたので、最終目標は3000万円に設定しました。

扉絵の制作は、石原さとみさんの民放初主演ドラマ『Ns'あおい』など、多くの医療系ドラマの原作者も務めるマンガ家のこしのりょう先生にお願いしました。**「コロナ禍が終わったあとの世界をイメージして描いてほしい」**というリクエストに応え、病院で車椅子に乗ったおばあちゃんが孫と面会するシーンを描いてくれました。

「こびナビ」のクラウドファンディングでは、誰が行っている取り組みかということをアピールすることにも注力しました。毎朝のClubhouseで少しずつ賛同者を集め、私たちの熱意を支援者に伝える努力をしたのです。

多くの医療従事者も、「こびナビ」を支援してくださいました。ミステリー作家で医師の知念実希人先生、海外で活躍する医師の団体「チームWADA」の代表理事の北原大翔《きたはらひろと》先生、そして新潟県長岡市にある「医療法人メディカルビットバレー」様より、それぞれ100万の寄付をいただきました。

こうして2日目にファーストゴールの500万円、12日目にセカンドゴールの1000

万円を達成することができました。しかし、あと1週間の時点で1365万円と、ファイナルゴールの3000万円はさすがに不可能だと感じ始めていました。

ところが、クラウドファンディング中から参加してくれた2人のメンバーが、支援の速度を加速させてくれたのです。

1人は安川康介先生。アメリカのワシントンホスピタルセンターで働く内科医の安川先生は、「米国内科専門医 安川康介の医学チャンネル」というYouTubeチャンネルで、新型コロナワクチンの情報発信をしていました。峰先生がこのYouTubeチャンネルに出演した際に、安川先生の深い知識と誠実な情報発信に惚れ込み、「こびナビ」に誘ったのです。アメリカの感染症専門医で、臨床経験も豊富な安川先生は、「こびナビ」のQ＆Aの制作を引っ張ってくれています。

安川先生には、クラウドファンディングの資金を使って制作した、「いま知っておきたい新型コロナワクチン」というタイトルの小冊子の制作責任者も務めていただきました。メンバー全員で「**いかに情報を削るか**」に苦心したこの冊子では、親しみやすいイラストを多用し、ワクチンに関心がない人でも苦労せずに読んでもらえるものを目指しました。

2021年10月時点で、全国35の自治体・医師会に約4万5000部を無料で配布し、接種者の不安解消に役立ててもらっています。

もう1人はハーバード大学医学部助教授で、マサチューセッツ総合病院小児うつ病センター長の内田舞《まい》先生です。日本人として史上最年少で米国の臨床医となり、ハーバードの関連病院で一部門を任されるという輝かしいキャリアを歩む彼女は、**妊娠中に新型コロナワクチンを接種した**ため、日米でかなり話題になった人でもありました。

池田先生の発案で、「こびナビ」を結成して約1週間後に、内田先生に「妊娠中にワクチンを接種することのメリットとデメリット」について解説してもらうインタビュー動画の撮影をお願いしたところ、快くOKをもらいました。撮影当日は、妊娠39週の大きなお腹を抱えながら、科学的な情報に基づき有効性と安全性を強調し、そして妊娠中の接種体験を共有してくれました。**この動画はなんと160万回以上も再生され**、こびナビYouTubeの中で最も視聴されたコンテンツとなりました。

その後も内田先生は、新型コロナワクチンに関する正確な情報発信に加えて、自分の健康やキャリア形成において十分なアドバイスが得られにくい日本の女性に対して、優しく温かいサポートを続けてくれています。

特に、2021年9月22日にBuzzFeedに寄稿した「**コロナワクチンの情報発信で気づ**

**く日本の女性の生きづらさ」**という記事はかなり大きな話題になりました。この記事の中では、大学生の時に内田先生が何気なく『ドラえもん』を観ていたところ、「なんでしずかちゃんはのび太よりも能力があるのに、仲間から頼られることなく、毎度毎度お風呂を覗かれるセクハラにあい、最終的に妻としてのび太のサポートをしなければならないのか」と思ったことをきっかけに、日本の女性に暗に期待されている役割にいやけが差したというエピソードが書かれています。この経験が、彼女が海外に出て自分の力で地位を築く過程につながったというのです。この記事には、男女問わずものすごい数の人から「共感します」「励まされました」「尊敬しています」という称賛のコメントが殺到しました。

こうした個性豊かなメンバーの追加もあり、クラウドファンディング締め切り前日までには、1972万円にまで支援が増えていました。これだけでも十分すごいことなので、メンバー全員でお礼をしようと、YouTubeライブを開催しました。扉絵を描いてくれたこしのりょう先生や、メディカルジャーナリズム勉強会の代表の市川衛さんにも参加してもらいました。すると、YouTubeライブで今後の抱負を語っている間に加速的に支援が増え、**なんと終了4分前に3000万円に到達したのです。**これはさすがに信じられない出来事で、しばらくの間は頭の整理がつかず、ご支援いただいた方々にお礼を言いながらも呆然《ぼうぜん》としていたことを覚えています。

## インフォデミックを終わらせるために

クラウドファンディングを終えてからも、とにかく忙しい毎日が待っていました。新型コロナワクチンの論文は毎日アップデートされ、科学的な情報のニーズも日に日に高まっている状況だったからです。メンバーは毎日、ClubhouseやTwitterで最新情報を提供しながら、さまざまな媒体の取材を受け、メディアを通じた情報発信をするという生活が何か月も続きました。

一方でこの間に、さらにメンバーが増えました。

1人は遠藤彰《あきら》先生。遠藤先生は、ロンドン大学衛生熱帯医学大学院で博士号を取得された、**感染症疫学のスペシャリスト**です。厚生労働省のクラスター対策班の西浦先生の下で感染症数理モデルの研究を行っており、1人の人から10人以上の感染を引き起こす、[*1]いわゆる〝スーパースプレッダー〟に関する論文を書かれています。

これまで、「こびナビ」の中で疫学は私が担当していました。しかし、ワクチンの有効性などの疫学研究は解釈できても、変異ウイルスの伝播性《でんぱせい》の上昇に関する感染症疫学の専門的な研究は解説が難しいという状況でした。ここを遠藤先生が補強してくれたので、疫学チームの厚みがかなり増しました。

もう1人は、大阪大学産業科学研究所の曽宮正晴《そみやまさはる》先生です。曽宮先生は「ドラッグデリバリーシステム」を専門にしています。ドラッグデリバリーシステムは、どうやって薬を体内の目的としている場所に送り届けるかという研究分野で、新型コロナワクチンにおいて画期的な進歩のあった技術です。mRNAはマイナス70度で保存することからもわかるとおり、非常に壊れやすい物質です。これを肩の筋肉に注射して、ちゃんと細胞の中にまで届けるのは、実はかなり工夫が必要なのです。

mRNAワクチンでは、脂質ナノ粒子という物質を使って、壊れやすいmRNAを細胞に届けています。曽宮先生は、このシステムの専門家ということで、峰先生とはまた違った領域で、「こびナビ」の基礎研究チームを支えてくれています。

こうして少しずつ活動の幅を広げていく中で、「こびナビ」に大きな転機が訪れます。厚生労働省や内閣府の官僚が、「こびナビ」の情報発信を見てくれており、**「官邸広報室に**

**新型コロナワクチンに関する情報提供をしませんか**」と声をかけてくれたのです。官邸広報室が設定した日にちは3日後。連絡をもらってから全員必死でスライドを作り、新型コロナワクチンの最新のエビデンスについて説明しました。

この説明会が好評だったため、**「河野太郎新型コロナワクチン接種推進担当大臣に直接説明してほしい」**という話になりました。このような形で、大臣に官僚や専門家が説明するのを「大臣レク」と言います。2021年6月14日、「こびナビ」代表の吉村先生と私が内閣府を訪問し、「コロナワクチンの最近の状況―河野大臣に知っていただきたいこと―」というタイトルの大臣レクが始まりました。

前半部分では、新型コロナワクチンに関する最新のエビデンスについて解説しました。河野大臣（当時）は1枚目のスライドから私の話を止めて、どんどん矢継ぎ早に質問をされました。このため、ワクチン研究の結果だけではなく、疫学研究の理論から説明し、しっかり納得してもらうことができました。私たちの説明を鵜《う》呑《の》みにするのではなく、納得するまで説明を求められたことで、真剣に聞いていただいていることが伝わり、私としては嬉しかったです。

後半では、「巷《ちまた》で話題になっている誤情報」について説明しました。「ワクチンを打つと不妊になる」、「遺伝子が組み換えられる」、「抗体依存性感染増強現象が起こる」といった代表的な誤情報について、科学的な根拠に加え、誤情報が生まれた経緯についても、丁寧に説明しました。

この大臣レクはなんと1時間に及びました。これだけ長い説明時間が与えられるのは非常に稀で、厚生労働省経験のある吉村先生は驚いていました。聞くところによると、私たちが部屋を出た瞬間、河野大臣は**「面白かった」**と言ってくださったそうです。

その日のうちに、河野大臣から「ブログを書くので監修をしてほしい」という依頼をいただきました。**「ワクチンデマについて」**[*2]というタイトルのブログでは、私たちが説明した誤情報について、すべて取り上げていただきました。このブログがテレビや新聞に大きく取り上げられ、監修した「こびナビ」の名前と共に多くのメディアが報じてくれたのです。**「ワクチンの誤情報を科学的に指摘する集団」**と認識されたことのメリットは非常に大きく、これ以降、「こびナビ」への取材依頼は一気に増えました。

その中でも大きかったのは、NHKの『フェイク・バスターズ』という番組の取材を受けたことでした。3月4日の「みんパピ！」の『おはよう日本』を制作したディレクターが担当だったこともあり、すでに信頼関係が築けていたので、お互い本音の意見交換ができました。何度もやり取りをしながら、**「日本のコロナワクチンの誤情報はどう広がっているのか」**ということを徹底的に取材してもらいました。

8月10日に放送されたこの番組は、最初に「妻がワクチンを打たないと決め、家庭が崩壊しかけた夫婦」の話から始まります。SNSでの不確かな噂を信じてしまうことの恐ろしさが描かれたあと、**「どのような人が誤情報を拡散しているか」**が説明されました。

フェイク・バスターズの制作班と私たちは、「ワクチンを打つと不妊になる」という誤情報に着目しました。その結果、数万のアカウントの中で、**「上位20の発信者」の投稿だけで、拡散された投稿全体の4割を占めることがわかりました。**こうしたアカウントが普段どのようなことをツイートしているかを調べると、「尖閣《せんかく》」「中国共産党」「左翼」「Qアノン」「トランプ大統領」といったワードが中心であることを突き止められました。アメリカ大統領選にまつわる陰謀論や、日本の外交や安全保障に関心がある層が、不妊デマの中心であることがわかったのです。

番組では、**誤情報を積極的に拡散している医師**にも取材申し込みをしました。NHKのディレクターが、YouTubeで不確かな発信をしている医師に電話をかけたところ、「NHKさんは国と関連してますから」と言われ、取材を断られた様子が放送されました。

こうした検証を経て、番組の後半では『「ワクチン」と「反ワクチン」があるのではない。**「検証された情報」**か**「検証されていない情報」があるだけだ**』という発言が飛び出します。番組でコメンテーターを務めた宇野常寛《つねひろ》さんのこの言葉は、SNSでもかなり話題になりました。

一方で、番組では「何がなんでもワクチンを打つべき」という話をしたわけではないこともご理解いただきたいと思います。むしろ、冒頭で紹介された夫婦が、何度も話し合いを重ねた姿が描かれていたことが重要です。結局、妻のワクチンに対する考え方は変わりませんでしたが、それでもお互いを尊重し、夫婦生活を続けることができたのです。誤情報を信じてしまった人を頭ごなしに否定するのではなく、**納得いくまで話し合うことの大切さが強調された番組でもありました。**

この番組が放送されたあと、明らかに潮目が変わったことを実感しました。SNSでワクチンに関する誤情報を拡散することを批判する声は、確実に増えました。**日本はワクチン後進国から抜け出せるかもしれない**――そんな希望を与えてくれた番組でした。

# もう一度日本にＨＰＶワクチンを

２０２１年８月頃から、今度は再びＨＰＶワクチンの問題が騒がしくなってきました。このまま積極的勧奨が差し控えられた状態が続くと、**「日本にはもうＨＰＶワクチンが入ってこないのではないか」**という噂がまことしやかに流れ始めたのです。

ことの発端は、日本で主力の４価ＨＰＶワクチンを製造する『ＭＳＤ』という製薬会社が、厚生労働省と協議した結果、「２０２１年10月にＨＰＶワクチンの積極的勧奨の再開を見越し、かなりの数のＨＰＶワクチンを確保している」という話が出たことでした。しかし、10月が目前に迫っても、厚生労働省からなんの音沙汰もなかったのです。これにＭＳＤが業を煮やし、**「日本がＨＰＶワクチンを廃棄《はいき》し続けるようであれば、日本向けの供給を減らさざるを得ない」**と訴えたのです。

ワクチンは国によって国家検定の基準が異なることからもわかるとおり、有効成分は同じでも、国によって仕様が微妙に違う場合があります。また、当然最後に貼る日本語のラベルは、完全に日本専用のものです。このため、日本に出荷するためには、日本向けの製造を行うことになり、ある程度の準備期間が必要になります。つまり、**「今日から積極的勧奨を再開します」と言っても、翌日からその分のワクチンをすぐに準備できるわけではない**というわけです。

実は、ＭＳＤは8年間の積極的勧奨の差し控えの間も、日本に4価ＨＰＶワクチンを供給し続けてきたのです。たとえ1％未満の接種率であっても、打ちたい人のためにワクチンを届ける必要があるからです。

厚生労働省[*3]によると、２０１３年以降の毎年の接種率は1万本前後ですが、ワクチンの入荷の最小単位はどんなに少なくとも数万から数十万本単位ではないかと考えられますので、**毎年かなりの数のワクチンを廃棄していた**ことは確実です。これは少し考えてみれば当たり前のことですが、これまであまり話題になってこなかった問題です。

いずれにせよ、**「これ以上ないぐらいにエビデンスが確立されており、供給の準備も済んでいる状況で、再開を先延ばしにする政治的な決定は認めるわけにはいかない」**と多くのステークホルダーが考えました。

自民党の「ＨＰＶワクチンの積極的勧奨再開を目指す議員連盟」は、２０２１年8月26日に会合を開き、厚生労働省に勧奨再開を求める要望書を提出することを決めました。この議員連盟は、三原じゅん子参議院議員が２０１９年に立ち上げ、厚生労働副大臣になってから自見《じみ》はなこ参議院議員に事務局長を引き継いだものです。

　これまで「みんパピ！」は、厚生労働省の政策決定とは少し距離を置いていました。国に対する圧力団体と化すのではなく、ＨＰＶワクチンの情報提供に徹する専門家集団としての役割を果たしたいと考えていたからです。

　しかし私は、三原じゅん子さんが**「腹を括《くく》って再開を決めにいく」**と決意していることをよく知っていました。議連をまとめ、自民党内の反対勢力を説得し、田村憲久《のりひさ》厚生労働大臣には何度も何度も陳情を出し、菅義偉《すがよしひで》総理（当時）にも再開の必要性を説いてきた三原さんが、**「自分の任期中に動かせなければもう一生再開は無理かもしれない」**と本気で考えているのが、本当によくわかりました。同時に、**「今回の議連の要望書を無駄打ちにしてはいけない」**と強く思いました。副大臣になった三原さんは、要望書を受け取る側になっていましたが、事実上は三原さんからの国へのメッセージでもあったのです。

　この時、私は結成してから初めて、「みんパピ！」メンバーに「ＨＰＶワクチンに関する国の政策に口を出してもいいか」と意見を求めました。幸い、反対するメンバーは、１人もいませんでした。

議連が8月26日に会合を開き、BuzzFeedの記事が広まって、「みんパピ！」で三原さんを後押しすることを決めたのは、8月27日金曜日の夜8時でした。そこから2時間で署名サイトを立ち上げ、夜10時に**「HPVワクチンの積極的接種勧奨の再開を求める署名」**を開始しました。週明けまでに5万以上の署名を集め、代表の稲葉先生が大臣に手渡すことを目標に掲げました。

『みなさんにお願いです。「HPVワクチンの積極的接種勧奨の再開」への署名をお願いします。週明け、稲葉が加藤官房長官と田村厚労大臣に持っていきます。#HPVワクチンの勧奨再開を求めます』

私たちの署名活動に協力を求めるこのツイートは、一瞬で拡散しました。夜中にもかかわらず、開始2時間で1万筆以上の署名が集まり、24時間で3万5000筆を超えました。ツイート自体は2万回以上リツイートされ、190万人のタイムラインに流れました。**月曜日の朝までに55、616筆の署名が集まり、最終的には58、250人が賛同してくれました。**そして、8月30日の月曜日、稲葉先生と自見はなこさんが、加藤勝信《かつのぶ》官房長官（当時）と田村厚生労働大臣に署名を手渡しました。5万以上の署名を夜通し印刷してくれたのは、三原じゅん子さんの秘書さんです。この様子は、NHKや各新聞社でニュース

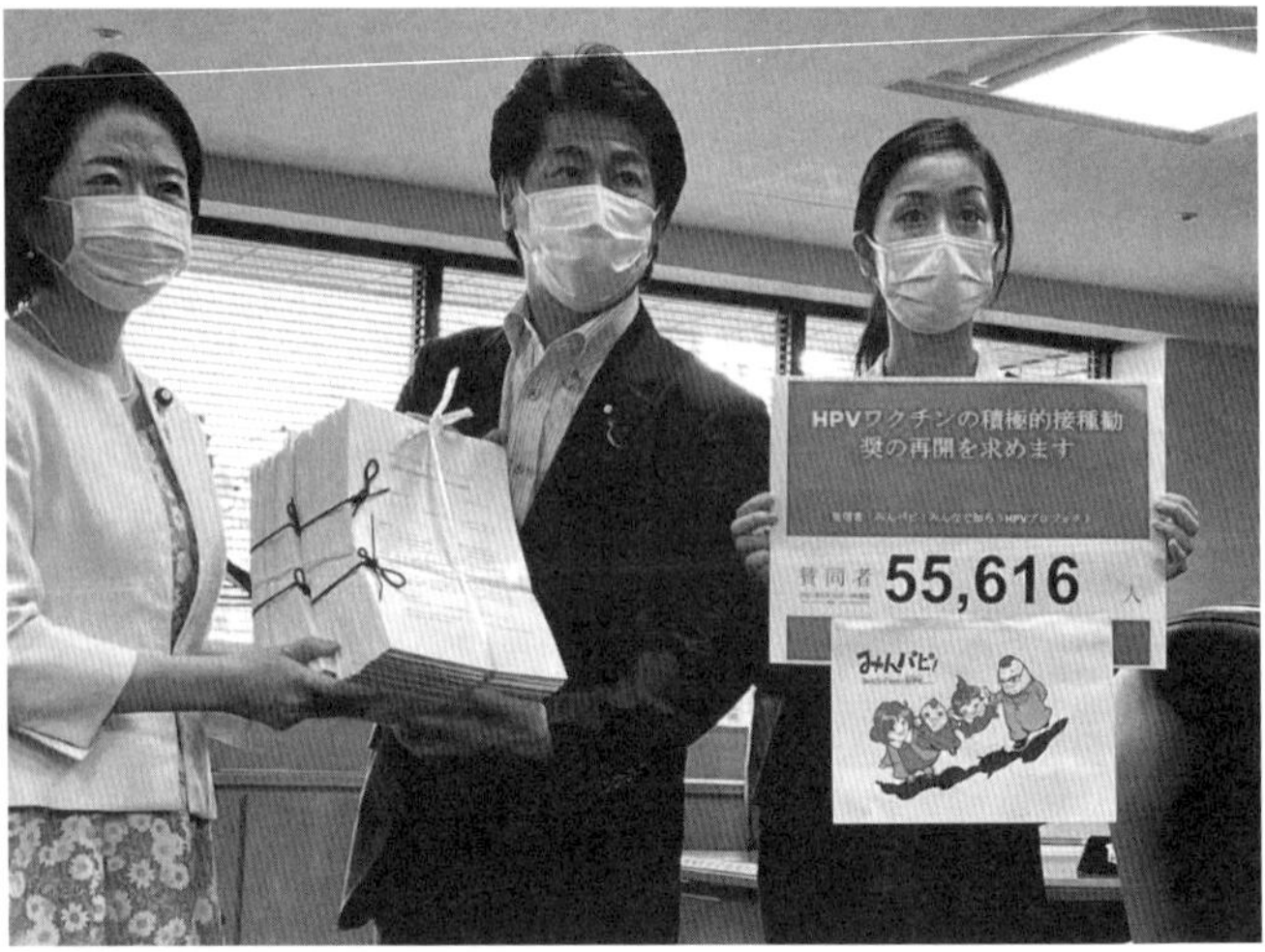

▲日本にワクチンを取り戻すため今後の動きにも注視したい

として流れました。

翌8月31日朝、田村厚生労働大臣は閣議後の記者会見で、積極的勧奨再開について「できるだけ早く判断する」と話しました。具体的な時期が明言されなかったので一時は落胆しましたが、9月17日の会見で「10月中に審議を始める」と話し、実際に10月1日の厚生労働省の審議会で、HPVワクチンの審議が始まりました。審議会では慎重な意見もありましたが、座長の森尾友宏《ともひろ》教授が、**「大きな方向性として、再開を妨げる要素はない」**と**明言**し、これがNHKや読売新聞、朝日新聞、毎日新聞、そしてもちろんBuzzFeedでも報じられました。**「日本にHPVワクチンを取り戻す動き」**は、ようやく一歩前に進みつつあるのです。

## 目標達成のために私たちの活動は続く

積極的勧奨が再開されても、接種率が変わらなければなんの意味もありません。新型コロナワクチンについても、先進国の中でも高い接種率を実現しつつありますが、100％となることは決してないでしょう。

**世の中には、相変わらず誤情報が飛び交っています。**どこかの大学の名誉教授が「ワクチンは危険」と言い、どこかの医師が「イベルメクチンはコロナの特効薬」という本を書き、どこかの自治体が「空間除菌」を謳《うた》った機器を学校に配る。政治家や芸能人、時にメディアがこうした非科学的な話を持ち上げ、市民は何を信じればいいかわからなくなるという事態は、今も変わらず続いています。

しかし、**ワクチンについて前向きな報道は確実に増えました。**ＳＮＳでも、ワクチンを忌避する声より、ワクチンの接種を勧める声のほうが、圧倒的に大きくなっています。医療従事者、公衆衛生の専門家、患者、記者、政治家、そしてこうした人たちを支える多くの方々の協力があって、**日本はワクチンに対する信頼を少しずつ取り戻している**ように感じます。私たちの活動は、こうした大きなうねりの中の、ほんの小さなさざ波だったかもしれません。しかし、大きなうねりを引き起こしていく小さなきっかけの1つとして、少しは貢献できたのではないかと思っています。

「みんパピ!」と「こびナビ」の活動を通じて、私が本当にやりたいことは、医療が専門ではない方に、**信頼できる医療情報の集め方を知ってもらうこと**です。ワクチンだけではなく、根拠の乏しいがんの自由診療や、トンデモ健康法から身を守る方法を知ってほしいのです。

私は、医療情報の収集に成功するためのルールは、主に2つあると考えています。

1つ目は、**公的な情報源を信頼すること**。「京都・島根ジフテリア事件」からもわかるとおり、たしかに国が常に完璧な対応をするわけではありません。しかし、厚生労働省や首相官邸の官僚が、多くの論文や他国の推奨をまとめ、ウェブサイトやSNSを通じて発する情報は、個人のSNSや職場、ママ友コミュニティで広まる噂よりも、はるかに信頼性があります。今後は政府が科学者やメディアとの協力体制をより緊密にすることで、確実な医療情報をわかりやすく発信していけるのではないかと思います。

2つ目は、**複数の専門家の意見を参考にする**こと。「みんパピ！」にしても「こびナビ」にしても、1人の専門家ではなく、複数の専門家が情報を批判的に吟味《ぎんみ》し、わかりやすく発信していることに真価があると考えています。SNSで個人の医療従事者のアカウントをフォローするのもよいですが、必ず複数の意見を確認し、極端に偏った意見を信じてしまうことがないように、注意してほしいと思います。

こうした取り組みを続けていくことで、医療に関する正確な情報が世の中に浸透し、多くの人が健康で楽しい生活を送れるようになることに少しでも貢献できるのであれば、こんなにも嬉しいことはありません。

この目標を達成するため、私たちの活動は続きます。

# おわりに

私が、「ＨＰＶワクチンを接種したあとに車椅子生活となった女性」から手紙をもらったのは、２０２０年９月のことでした。

その方と知り合ったのは、とある医学生のツイートがきっかけでした。彼は「自分もＨＰＶワクチンのことを発信したい」と言って、私に相談をくれたのです。２人で文面を考えて投稿したツイートを見たその女性は、「今までＨＰＶワクチンのツイートを見るたび、自分が否定されているように感じた。時には、自分たちのせいで接種率が下がり、将来多くの命が失われると言われているようにさえ聞こえた。副反応かどうかに関わらず、ワクチンを打ったあとに体調を崩して苦しんでいる私たちの立場を気遣ってくれたと感じたのは、あなたのツイートが初めてだ」と連絡をくれました。そこから、私と医学生、車椅子生活を経験した女性の３人で、ＨＰＶワクチンについて意見を交換するようになりました。

「みんパピ！」を立ち上げる時に、私はその女性に「ＨＰＶワクチンを取り巻く問題をどう考えているのか、あらためて教えてもらえませんか？」とお願いしました。これからＨ

ＰＶワクチンの問題を前に進めていくのに際して、彼女の想いを知っておきたかったからです。これに対して彼女は、「もう一度この問題と向き合い、自分に起きた事を受け入れるきっかけにしたい」と言って、私に手紙を書いてくれました。

もらった手紙は、匿名を条件に公開してもいいと言ってもらいました。本書で日本のワクチンの問題をよく理解されたみなさんには、最後に彼女からのメッセージを読んでもらいたいと思います。

『今回はこのような機会を頂きありがとうございます。ＨＰＶワクチンの問題に関わる当事者として、現在どんな気持ちでこの問題を見ているかをお伝え出来ればと思います。

私は、自分がＨＰＶワクチンの副反応として治療を受けていると語る事が本当に怖いです。それは、今までこの問題についての議論をみていて、「私達が発言することで接種率が下がっている。私達のせいで将来子宮頸がんが増える」という意見に触れてきたからです。誰かに自分の病気を打ち明けようとした時、どうしても話さないといけない時、「この人は私の事を人殺しだとは思わないだろうか」と考えています。「もし、本当に私のせいでがんになる人が増えてしまったらどうしよう」とも思います。むしろ、この〝どうしよう〟は一度大きく体調を崩し、ほぼ寝たきりになった私だからより強く感じていると思います。

もちろん、このような体調になった原因がＨＰＶワクチンかは１００％ではないし、そもそも副反応のないワクチンなどない事もわかっています。しかし、当時**そうかもしれない**だけで社会からは受け入れてもらえない雰囲気がありました。１日13時間勉強してやっと入った高校にちゃんと通えなかったことも、３歳からやっていた音楽を辞めたことも、車椅子も治療も…全部全部辛かったけれど、そんな事すらも足手まといだと、迷惑だと責められているように感じた言葉に出会ってしまった事は、高校生だった私にとって一生消えない傷になりました。

私はＨＰＶワクチン接種を推奨している方々と反対側にいる訳ではありません。がんを軽視している訳でもありません。どうしても〝被害者〟という意識に傾きそうな所を、必死に中立的にこの問題をみようとしています。そして、その中で、日本で安全に子宮頸がんが防げるワクチンがあるならば、多くの人が接種を検討する機会を得て欲しいと思っています。どちらにも偏りすぎた情報に惑わされる事なく、自己決定できる世の中になってほしいです。そして、副反応かもしれない症状で苦しんでいる日本中の女の子達が、**どうか病気の症状だけに辛くなれるようになってほしい**です。何が原因であるかよりも、目の前にある症状の方が大事だったのに、〝ＨＰＶワクチン〟このワードだけで信頼されなくなりそうだった生活は本当に生き地獄でした。社会の雰囲気が変わる事を切に願っています。

最後に私の現在の生活の話をさせて下さい。私は、今は大学生です。そして、もう少しで社会に出る予定です。本当に人と環境に恵まれてここまできました。この問題について思い出す事も、これ以上誰かに知られることも、ずっと避けてきた大学生活でしたが、様々なことを学ぶ中で、もう少しだけでも自分の経験を受け入れた状態で働きたいと思い始め、この手紙を書くことを決めました。まだまだ人に隠しながら、治療を続けながらの生活ですが、辛かった事が少しでも長所になるように頑張っています。陰ながら、先生方の活動を応援しております。』

この手紙をもらった時、私は申し訳ない気持ちでいっぱいになりました。いったい、何が高校生の女の子をここまで追い詰めたのでしょうか。２０１３年に日本中でＨＰＶワクチンが大きな社会問題となって以来、さまざまなことで言い争ってきた大人たちは、本当に当事者の女の子たちと向き合ってきたのでしょうか。そして２０２１年、ＨＰＶワクチンの積極的勧奨の再開を議論するにあたって、この子たちのことは忘れられていないでしょうか。

ＨＰＶワクチンの問題がこれほど大きくなった原因は、メディアの加熱した副反応疑い報道だけでもないし、政治家の理解不足だけでもないし、患者の訴えを否定した医療従事者の態度だけでもないと思います。社会として、こうした女の子たちと真剣に向き合ってこられなかったことが、何より大きな問題だったのではないでしょうか。ＨＰＶワクチン接種後の症状を診療する「協力医療機関」の整備は大きな前進ですが、この問題はまだ完全に解決したわけではありません。

ワクチンを接種したあとの症状で苦しむ子たちには、できる限りの配慮とサポートが必要です。その子たちに起きた症状を否定することは、決してあってはならないのです。また、国が積極的勧奨の中止や再開を決める時には、科学的な根拠に基づいて専門家が責任をもって判断すべきで、**体調不良を経験した子たちに責任を感じさせるようなことがあってはならないと強く思います。**

多くの方々の声がようやく厚生労働省に届き、２０２１年11月26日に「２０２２年４月からＨＰＶワクチンの積極的勧奨を再開する」ことが決まりました。しかし、本当にこの問題が終わるのは、接種後に出た症状を否定せず、科学に基づいた医療を提供する体制が整い、同時に、防げるはずの病気で命を落としてしまう人を減らす努力を、社会全体ができるようになった時だと思います。そのためには、私たち1人ひとりがワクチンのことをしっかり理解し、自分たちの命と健康を守る方法について、正確な知識を身に付けることが必要だと感じています。本書がその一助になることを願ってやみません。

最後になりますが、本書の執筆にあたって、さまざまな方に多大なご協力をいただきました。編集の岩尾雅彦さんには、企画から内容まですべて一緒に考えていただいた上に、筆が進まない時にもモチベーションを維持する言葉をかけていただきました。「みんパピ！」の稲葉可奈子先生、「こびナビ」の内田舞先生、「国際パピローマウイルス学会」の江川長靖先生には、それぞれの専門分野から、本書の内容の正確性を確認していただきました。また、私生活の時間を削って、こうした活動に取り組むことを尊重してくれている家族にはいくら感謝してもしきれません。

最後に、SNSやそれ以外の場所でも、私たちの活動をサポートしてくれたすべての方々に、今一度心から感謝の言葉を伝えたいと思います。皆様の支えなしには、「みんパピ！」や「こびナビ」の活動を続けることはできませんでした。本当にありがとうございます。

2021年10月吉日　木下喬弘

# 参考データ／参考文献

## （第1章）


＊1 https://www.mhlw.go.jp/content/10601000/000802343.pdf

＊2 https://www.mhlw.go.jp/content/10601000/000802343.pdf

＊3 https://www.mhlw.go.jp/content/10601000/000796565.pdf

＊4 https://www.cdc.gov/vaccines/acip/meetings/downloads/slides-2021-06/03-COVID-Shimabukuro-508.pdf

＊5 N Engl J Med. 2021;384:2092-2101.

＊6 https://www.ema.europa.eu/en/news/meeting-highlights-pharmacovigilance-risk-assessment-committee-prac-5-8-july-2021

＊7 New Engl J Med. 2020;383:2603-2615. New Engl J Med. 2021;384:403-416.

＊8 N Engl J Med. 2021;385:585-594.

＊9 N Engl J Med. 2021;385:1330-1332.

＊10 New Engl J Med. 2021. DOI: 10.1056/NEJMoa2110345

＊11 MMWR Morb Mortal Wkly Rep. 2021;70:1284–1290.

＊12 https://www.cdc.gov/mmwr/volumes/70/wr/mm7013e3.htm

＊13 MMWR Morb Mortal Wkly Rep. 2021;70:1167-1169.

＊14 JAMA. 2021. doi:10.1001/jama.2021.15125

＊15 medRxiv. https://doi.org/10.1101/2021.08.06.21261707

＊16 Lancet 2021;397:99–111.

＊17 Lancet 2021; 397: 881–891.

＊18 Nat Med. 2021. doi: 10.1038/s41591-021-01410-w.

＊19 N Engl J Med. 2021. DOI: 10.1056/NEJMoa2107659

＊20 N Engl J Med 2021; 384:2187-2201.

＊21 Lancet 2021; 397: 671–681.

*22 https://www.statnews.com/2021/04/30/virologist-angela-rasmussen-on-the-controversy-surrounding-russias-sputnik-v-covid-19-vaccine/

*23 JAMA. 2021;326:35-45.

*24 N Engl J Med 2021. DOI: 10.1056/NEJMoa2107715

*25 https://www.mhlw.go.jp/content/10601000/000802343.pdf

*26 https://www.mhlw.go.jp/content/10601000/000816287.pdf

*27 https://www.mhlw.go.jp/stf/seisakunitsuite/bunya/vaccine_hukuhannou-utagai-houkoku.html

*28 Arch Intern Med. 2001;161:15-21.

*29 Arch Intern Med. 2001;161:15-21

*30 https://www.mhlw.go.jp/content/10601000/000816287.pdf

*31 N Engl J Med. 2021; 384:e98

*32 https://www.cdc.gov/vaccines/acip/meetings/downloads/slides-2021-06/03-COVID-Shimabukuro-508.pdf

*33 Clin Infect Dis. 2008;46:S242-250.

*34 New Engl J Med. 2021. DOI: 10.1056/NEJMoa2109730

*35 https://www.cdc.gov/vaccines/acip/meetings/downloads/slides-2021-08-30/04-COVID-Klein-508.pdf

*36 N Engl J Med 2021. DOI: 10.1056/NEJMoa2110737

*37 https://www.cdc.gov/coronavirus/2019-ncov/vaccines/safety/myocarditis.html

*38 N Engl J Med 2021;385:1078-1090.

*39 https://www.info.pmda.go.jp/go/pack/631341FA1024_1_05/

*40 N Engl J Med. 2021; 384:2092-2101.

*41 Ann Neurol. 2021;90:312-314.

*42 https://www.ncnp.go.jp/topics/2021/20210625p.html

*43 BMJ. 2017;359:j5468

*44 https://www.mhlw.go.jp/topics/idenshi/dl/qa.pdf

＊45 Lancet. 1998;351:637-641

＊46 BMJ. 2011;342:c5347

＊47 https://www.latimes.com/projects/la-me-measles-us-california-outbreak-vaccine-new-york-disneyland/

＊48 https://www.nytimes.com/2021/01/26/opinion/covid-vaccine-rumors.html

＊49 Reprod Toxicol. 2021;103:28-35.

＊50 https://www.who.int/health-topics/infodemic#tab=tab_1

＊51 New Engl J Med. 2020;383:2603-15. New Engl J Med. 2021;384:403-416.

＊52 https://www.cdc.gov/coronavirus/2019-ncov/vaccines/safety/adverse-events.html

＊53 https://www.chop.edu/news/long-term-side-effects-covid-19-vaccine

＊54 https://www.idsociety.org/covid-19-real-time-learning-network/vaccines/vaccines-information--faq/

＊55 J. Virol. 1990;64:1407–1409.

＊56 https://www.pmda.go.jp/files/000208196.pdf

＊57 https://www.fda.gov/media/142749/download


（第2章）


＊1 https://www.cancer.gov/about-cancer/causes-prevention/risk/infectious-agents/hpv-and-cancer

＊2 Int J Cancer. 2017;141:664–670.

＊3 https://www.cancer.gov/about-cancer/causes-prevention/risk/infectious-agents/hpv-and-cancer

＊4 https://ganjoho.jp/reg_stat/statistics/stat/screening/screening.html

＊5 https://www.cdc.gov/cancer/hpv/statistics/age.htm

＊6 http://www.jsog.or.jp/modules/diseases/index.php?content_id=10

＊7 BMJ 2019;367:l6765.

＊8 Cochrane Database Syst Rev. 2018;9;5:CD009069.

＊9 N Engl J Med. 2020;383:1340-1348.

＊10 Lancet Public Health 2019;4: e19–27.

＊11 https://www.yakuji.co.jp/entry22243.html

＊12 https://www.komei.or.jp/news/detail/20130402_10759

＊13 https://iwj.co.jp/wj/open/archives/126872

＊14 Int J Rheum Dis. 2014;17:6.

＊15 Lancet 2006;367:489-498.

＊16 https://wedge.ismedia.jp/articles/-/6418

＊17 https://www.mhlw.go.jp/bunya/kenkou/kekkaku-kansenshou28/dl/tp170331_03.pdf

＊18 https://www.mhlw.go.jp/bunya/kenkou/kekkaku-kansenshou28/tp161124.html

＊19 https://www.buzzfeed.com/jp/naokoiwanaga/rikomuranakajohnmaddoxprize

＊20 Papillomavirus Res. 2018;5:96-103.

＊21 https://www.yakugai.gr.jp/topics/file/HPVnagoyachousa_suzukironbun_kenkai.pdf

＊22 http://www.med.nagoya-cu.ac.jp/kouei.dir/ns_kaito%200808%20by%20Dr.Suzuki.pdf

＊23 JAMA. 2009;302:750-7.

＊24 https://www.buzzfeed.com/jp/hiroyukimoriuchi/hpvv-moriuchi-yomi

＊25 https://www.hsph.harvard.edu/graduation/past-recipients/

＊26 Vaccine. 2021. doi: 10.1016/j.vaccine.2021.08.085.

（第3章）

| | |
|---|---|
| ＊1 | https://www.who.int/health-topics/vaccines-and-immunization#tab=tab_1 |
| ＊2 | https://publichealthmatters.blog.gov.uk/2014/05/01/why-vaccinate/ |
| ＊3 | Vaccine. 2015;33:4161-4. |
| ＊4 | https://data.unicef.org/topic/child-health/immunization/ |
| ＊5 | https://www.cdc.gov/nchs/fastats/immunize.htm |
| ＊6 | https://data.oecd.org/healthcare/child-vaccination-rates.htm |
| ＊7 | https://www.who.int/immunization/sage/meetings/2014/october/1_Report_WORKING_GROUP_vaccine_hesitancy_final.pdf |
| ＊8 | JAMA Netw Open. 2018;1:e180143. |
| ＊9 | Lancet. 2020;396:898-908. |
| ＊10 | The Journal of Japanese Studies. 2021;47:411-436. |
| ＊11 | 医学のあゆみ. 2021;277:1002-1005,1081-1083,1142-1146.<br>医学のあゆみ. 2021;278:184-188. |
| ＊12 | http://www.bosaijoho.jp/reading/years/item_7898.html |
| ＊13 | http://www.bosaijoho.jp/reading/years/item_7514.html |
| ＊14 | 民族衛生. 2007;73:247. |
| ＊15 | https://www2.nhk.or.jp/archives/tv60bin/detail/index.cgi?das_id=D0009030043_00000 |
| ＊16 | モダンメディア. 2010;56:11-18. |
| ＊17 | 小児感染免疫. 2007;19:189-196. |
| ＊18 | https://www.futaba-cl.com/column/c-028.html |
| ＊19 | 社会医学研究. 2005;23:7. |
| ＊20 | 新しい薬学をめざして. 2007;36:80-84. |
| ＊21 | 臨床と微生物. 2005;32:481-484. |
| ＊22 | https://www.courts.go.jp/app/files/hanrei_jp/635/006635_hanrei.pdf |

＊23 https://www.mhlw.go.jp/file/05-Shingikai-10601000-Daijinkanboukouseikagakuka-Kouseikagakuka/0000187162.pdf
＊24 https://www.mhlw.go.jp/stf/seisakunitsuite/bunya/kenkou_iryou/kenkou/b-kanen/index.html
＊25 Vaccine. 2015;33:4161-4.
＊26 Reprod Toxicol. 2021;103:28-35.
＊27 Soc Sci Med. 2006;63:1857-69.
＊28 PLoS Med. 2007;4:e73.
＊29 https://www.washingtonpost.com/archive/politics/2006/05/07/panel-faults-pfizer-in-96-clinical-trial-in-nigeria-span-classbankheadunapproved-drug-tested-on-childrenspan/73545064-6035-4715-8070-4c5a65e9a9cd/
＊30 https://www.bbc.com/news/world-africa-14493277
＊31 https://www.npr.org/transcripts/830836047
＊32 https://www.un.org/africarenewal/news/polio-no-longer-endemic-nigeria-%E2%80%93-un-health-agency
＊33 https://prtimes.jp/main/html/rd/p/000000016.000057887.html
＊34 Open Forum Infect Dis. 2020;7:ofaa507.
＊35 https://prtimes.jp/main/html/rd/p/000001243.000002302.html
＊36 http://dx.doi.org/10.2139/ssrn.3912786

## （第4章）

＊1 https://www.nature.com/articles/d41586-021-00460-x
＊2 https://www.taro.org/2021/06/%E3%83%AF%E3%82%AF%E3%83%81%E3%83%B3%E3%83%87%E3%83%9E%E3%81%AB%E3%81%A4%E3%81%84%E3%81%A6.php
＊3 https://www.mhlw.go.jp/topics/bcg/other/5.html

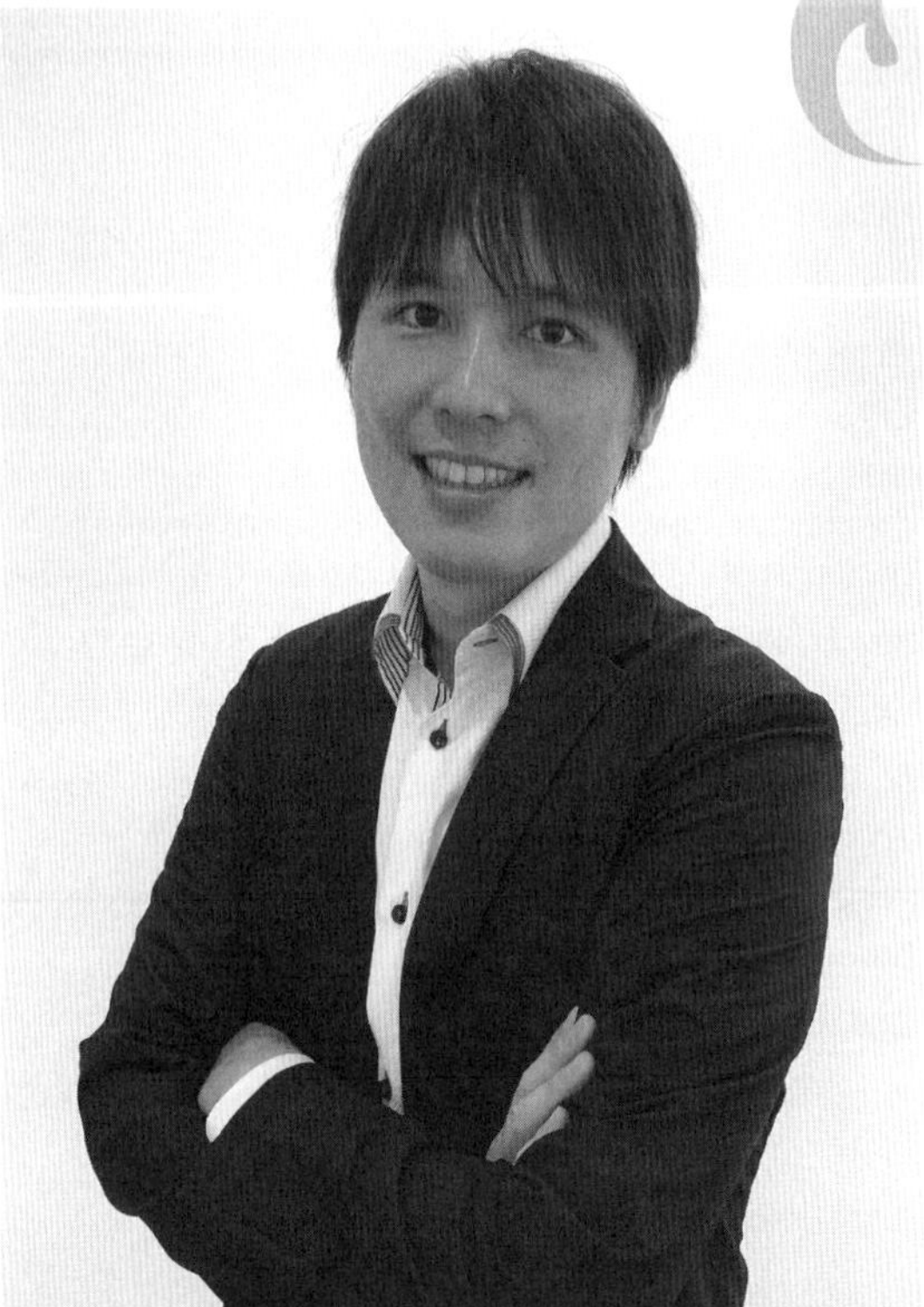

Kinoshita

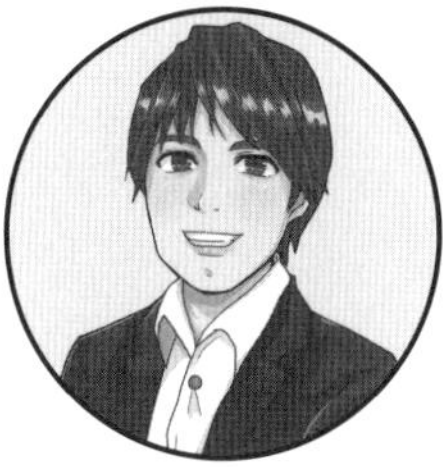


（手を洗う救急医Taka）

# 木下喬弘

（きのした・たかひろ）

**医師・公衆衛生学修士／**
**「こびナビ」「みんパピ！」副代表**


2010年に大阪大学医学部を卒業後、大阪府内の救命救急センターを中心に医師として9年間の臨床経験を積む。2019年にハーバード公衆衛生大学院に留学。在学中に取り組んだ日本のHPVワクチンに関する医療政策研究と啓発活動が評価され、2020年度ハーバード公衆衛生大学院卒業賞（Gareth M. Green Award）を受賞。卒業後は米国で臨床研究に従事する傍ら、Twitterで幅広く科学に基づいた医療情報を発信している。

Takahiro

# みんなで知ろう！
# 新型コロナワクチンとHPVワクチンの大切な話

著者　木下喬弘（きのした たかひろ）

令和３年12月15日　初版発行
令和４年１月１日　２版発行

監修協力　稲葉可奈子（みんパピ！みんなで知ろうHPVプロジェクト代表）／内田舞（こびナビメンバー・ハーバード大学医学部助教授）／江川長靖（ケンブリッジ大学病理学部）
装丁　森田直／佐藤桜弥子（FROG KING STUDIO）
校正　玄冬書林
編集協力　若林優子
写真　Getty Images

発行者　横内正昭
編集人　岩尾雅彦
発行所　株式会社ワニブックス
〒150-8482
東京都渋谷区恵比寿4-4-9えびす大黒ビル
電話　03-5449-2711（代表）
03-5449-2716（編集部）
ワニブックスHP　http://www.wani.co.jp/
WANI BOOKOUT　http://www.wanibookout.com/
WANI BOOKS NewsCrunch　https://wanibooks-newscrunch.com

印刷所　凸版印刷株式会社
ＤＴＰ　株式会社 三協美術
製本所　ナショナル製本

定価はカバーに表示してあります。

ISBN 978-4-8470-7126-3